うつが晴れるダイアリー

長引く軽い「うつ」に森田療法を活かす

林　吉夫
Yoshio Hayashi

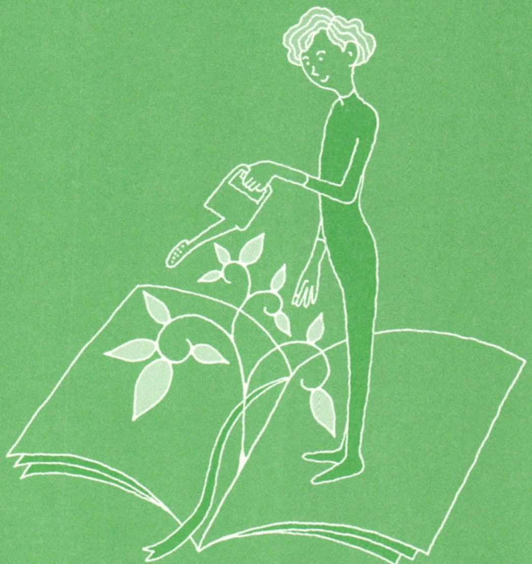

創元社

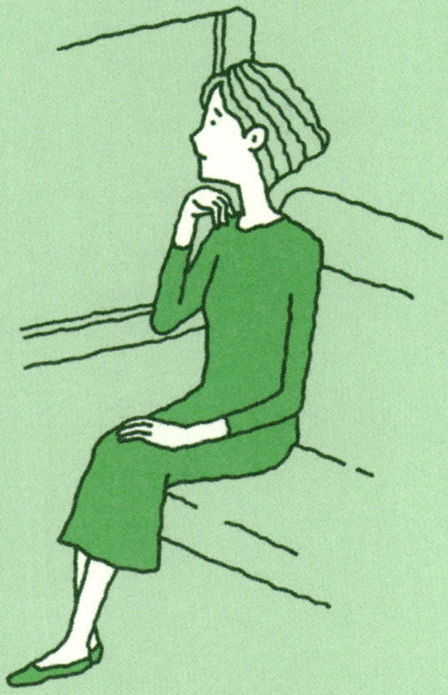

はじめに

現代は、子どもから大人まで悩み多き時代だと言われています。ＩＴの急激な発展によって、人と人とが直接的にふれあう時間がどんどん減っていることも、こうした問題に拍車をかけているのかもしれません。そんな状況のなかで、ますます心の病気の増加が指摘されています。

うつ病に関していえば、重い症例は比較的減少しているのですが、**軽い症例**が増え、しかも**なかなか治らない**ケースが多くなってきています。そして、こうした長引く症例では、うつ気分をとる薬を服用するだけでは限界があることに、患者も医師も気づくようになってきました。

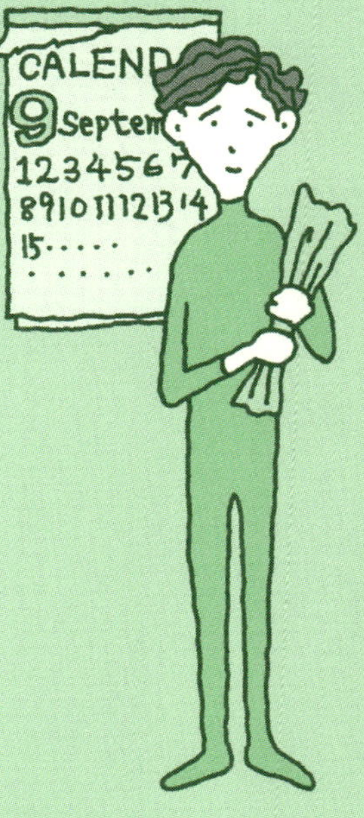

現在は、服薬と並行して、認知（行動）療法（12ページ参照。巻末でも、うつに有効だとされている治療法について少し触れます）が盛んに行われています。この治療法は、たしかに大変有効です。しかし私は、長年森田療法を実践してきた経験から、日本人には、それと同じくらい、あるいはそれ以上に、**日本生まれの森田療法が有効**であると考えています（森田療法については102ページを参照してください）。

そこで私は、毎日の生活体験の中で知らず知らずのうちにうつから解放される日記の書き方を、森田療法の日記指導を参考にして創案し、「**森田式ダイアリー**」と名づけました。

このダイアリーをつけ続けることで、うつを無理に排除せず、そのまま受け入れてゆく態度が自然に身についていきます。その結果、少しずつうつから解放されて、充実した毎日を送ることが可能になります。

うつのつらい症状に苦しんでいる一人でも多くの方が、このダイアリーによって、自由で生き生きとした生活を取り戻してくだされば、私にとってそれ以上の喜びはありません。

さあ、ご一緒に始めてみましょう。

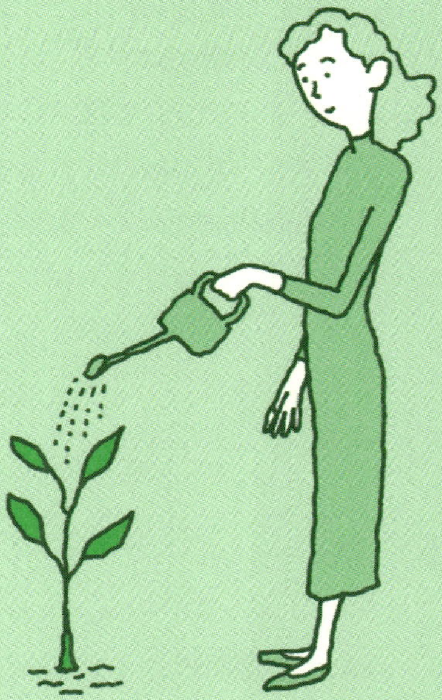

うつが晴れるダイアリー　もくじ

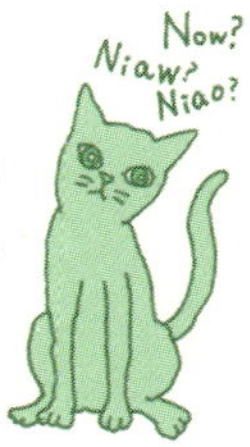
Now?
Niaw?
Niao?

Part 1
長引く軽いうつ病と森田式ダイアリー

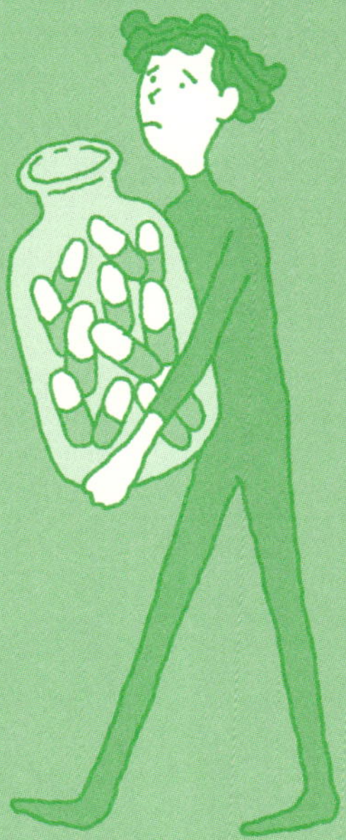

森田式ダイアリーは、**長引いてなかなか治らない軽いうつ病**に用います。ここでは、そうした軽いうつ病に見られるさまざまな症状について簡単に説明しておきます。

Check! 長引くとは、どのような状態か

「長引く」という場合、いったいどのくらいの期間をさすのかというと、じつは決まった定義はありません。
ふつう、抗うつ薬を服用して3ヵ月から6ヵ月たてば、70%以上の人がもとの元気な状態に近くなります。そして、長くても1年半～2年で薬の必要がなくなります。
したがって、きちんと服用をしていて6ヵ月以上たっても、仕事や家事が半分ぐらいしかできない場合は、長引いていると考えてよいかもしれません。
また、1年以上たって、仕事や家事はなんとか出来るが、何をしても気分がすっきりしない、いつも疲れた感じがする、楽しいという感じが出てこないなどという場合も、長引いていると考えてよいでしょう。

1. こころの症状

- ゆううつで何もしたくない
- 気力が出ない
- 記憶力が落ちた
- 集中力がなくなった
- いらいらして落ち着かない
- 眠りが浅い
- 寝つきが悪い
- 朝早く目が覚める
- 朝起きられない
- 何をしても面白くない
- テレビや音楽を楽しめない　など

Check!
軽症うつ病では、「死にたい」とか、「生きていても仕方がない」などの死の願望が見られません。

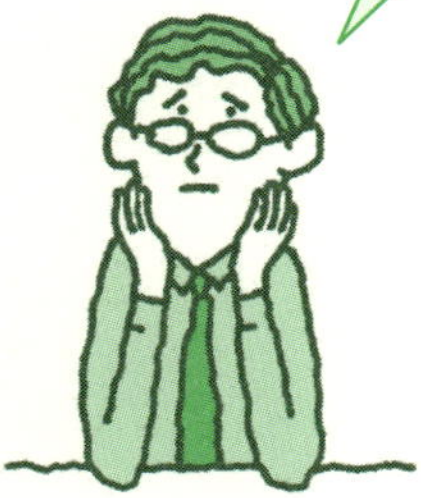

2. からだの症状

うつ病でもさまざまな身体症状が見られます。身体症状が主体で、精神的な症状にあまり気づいていない場合を、「**仮面うつ病**」と呼んだりもします。軽いうつ病の場合には、はじめこうした身体症状に気づくことがよくあります。次のような症状がないかどうか、チェックしてみましょう。

仮面うつ病の身体的症状

①全身の症状
体がだるい、疲れやすい、体が重い、体重が減った

②頭部、顔面、首や肩の症状
頭が重い、頭が痛い、目が疲れる、味覚がおかしい、耳鳴りがする、肩や首筋が凝る、のどがつまる

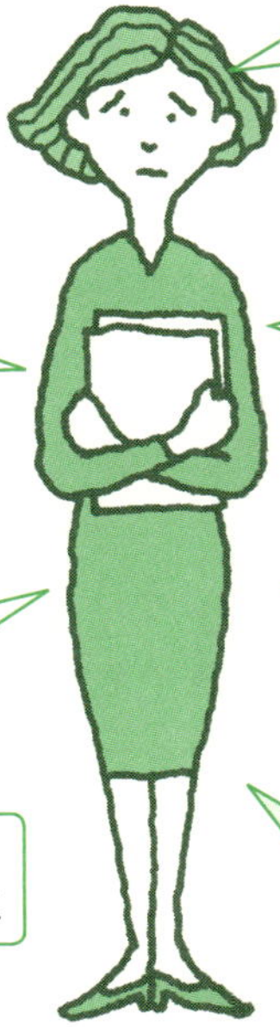

③胸部の症状
動悸がする、息苦しい、胸苦しい、胸がつまる

④胃や腸の症状
食欲がない、胃が重い、おなかが張る、げっぷがよく出る、ガスがたまりやすくなった、下痢や便秘がちになった、便がすっきり出ない

⑤腰や四肢の症状
腰が重い、手足がしびれる、手足が重い、手足がだるい

⑥婦人科の症状
月経不順、月経痛がひどくなった

⑦その他
残尿感がある、微熱が続く

Check!
このようなさまざまな身体症状については、当然ながら内科など身体的な病気から起こっている場合が多いので、まずその点をしっかり検査をして、除外する必要があります。

3. 森田式ダイアリーとは？

森田療法は、**森田正馬《まさたけ》**（1874-1983）という精神科医が、神経症の治療法として開発した画期的な治療法です。この治療は、もともとは入院療法によるものでしたが、現在では外来による治療法（外来森田療法）も盛んに行われるようになりました。最近では日本だけでなく、韓国や中国などの東洋圏を中心に、カナダやアメリカ、ドイツなどでも行われています。

さて、この森田療法の考え方を、軽いうつが長引いている人に応用できることがわかってきました。

精神分析や認知行動療法では、不安や抑うつ、葛藤などの原因を分析することから治療が始まりますが、森田療法では、こうした問題の知的な分析は一切しません。日常の生活態度から直感的（あるいは感覚的）に学ぶことを通して治そうとする点が大きな違いです。そのような意味もあって、入院治療でも外来治療でも、「**一日の体験を日記に書くこと**」が治療の一環として行われています。

ただ、うつ病の場合は、軽症といっても神経症に対する森田療法の日記指導をそのまま実施することは、適切ではありません。神経症に対する場合と同じように、積極的に行動

Check!
森田療法そのものについて知りたい方は、102ページのコラム「森田療法はどんな治療法？」を読んでみてください。さらに詳しいことを知りたい方は、巻末に森田療法に関する本を何冊か取り上げましたので、そちらを参考にしてください。

精神分析：自由な連想や夢を通じて、無意識の中に存在する問題を意識化し、分析してゆく方法。

認知行動療法：ものの見方や思考のゆがみを実際の行動内容から分析し、修正してゆく治療方法。

神経症のいろいろ

社会不安障害：人前での過度な緊張、不安のために、多汗、赤面、体や手のふるえ、動悸、腹痛や下痢などの症状が出る。そのた

するような指導をはじめからすると、うつの人たちは軽症でもかえって疲れてしまって、うまくいかないからです。したがって、どのような態度で生活するかをゆるやかに示しながら指導することが必要になります。

このような観点から、私は森田療法の日記指導を参考にしながら、生活体験の中で**自然にうつから解放されていく**ような治療的な日記の書き方ができないかと考えたのです。

本書では、「日記」ではなく、わざわざ「森田式ダイアリー」としたのは、軽いうつの治療に適したように**書き方を工夫**し、さらに**自分でコメント**をつけ加えるといった独特の方法をとるようにしたので、本来の森田療法でいう日記と区別したほうがよいと考えたからです。

めに、会議、会合、パーティーに出られなくなったり、人前で話すことを避けるようになる状態で、ひどくなれば家に閉じこもってしまいます。

強迫性障害：ある一つの考えや行動にとらわれて、ばかばかしいとは思いながらも除去できず、日常生活に支障が出る状態。たとえば、鍵や火元をくり返し確認したり、手洗いのくり返し（不潔恐怖）、特定の数字（４や９など）への極端なこだわり、などが生じます。

パニック障害：突然、動悸、発汗、ふるえ、息苦しさ、胸痛、めまいやふらつき、しびれなどの症状が出るために、強い恐怖や不安を感じて、いても立ってもいられなくなる状態。逃げられないような場所（電車、エレベーターなど）だけで起こる広場恐怖を伴う場合と、そうでない場合があります。

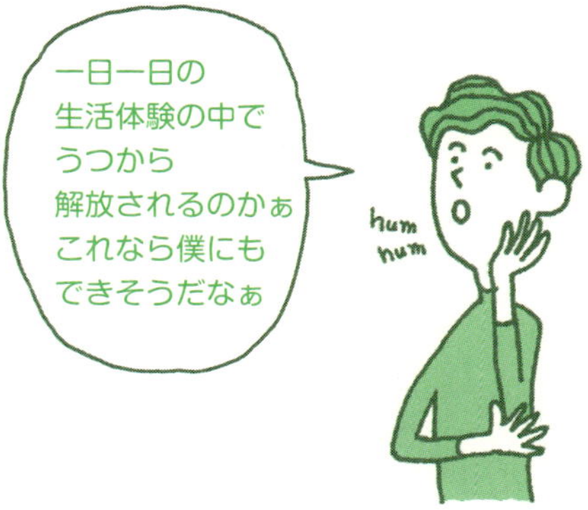
一日一日の
生活体験の中で
うつから
解放されるのかぁ
これなら僕にも
できそうだなぁ
hum
hum

4. ダイアリーをつけはじめるまえに

——森田療法的な行動や態度を身につけましょう

ダイアリーをつけるにあたって、ふだんから森田療法的な態度を身につけ行動することが、早く立ち直るのに役立ちます。ここでは、**森田療法の考え方**をわかりやすく簡単に説明しておきます。これを参考にして毎日を送りながら、ダイアリーをつけてみましょう。

●やりやすいものから手をつける

うつ気分があると、何から手につけてよいかわからなくなることが多いものです。そんなときは、**一番やりやすいものから**始めましょう。

たとえば、仕事の書類なら最も簡単にできそうなものから手をつけます。勉強なら、得意な科目から始めます。家事なら、掃除、洗濯、料理、買い物などのうち、やりやすいことから始めればよいのです。

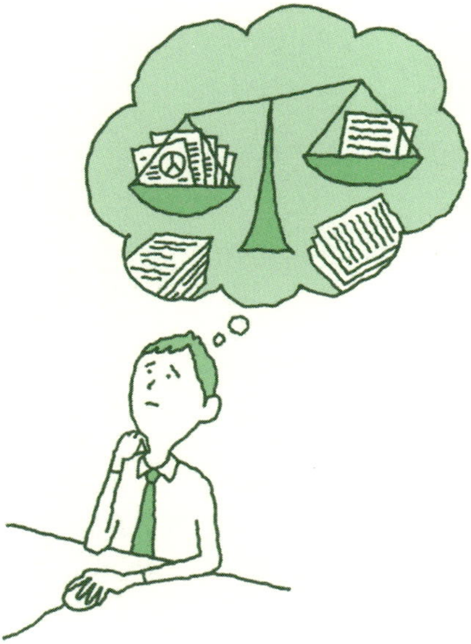

●気分にかかわらず、何かを始めてみる

うつ気分がとれたら何かをしようと思うのではなく、うつうつとしていながらも、**とにかく**何でもいいから**始めてみる**、という態度が大切です。そうすると時間は倍かかるかもしれませんが、不思議に少しずつ物事は進んでいきます。

●1つのことにこだわらない

何かをやっていてどんどん気分が落ちこんでいくように感じたら、それはいったん止め、さっと**他のことに切り替え**てみます。たとえば、やりやすい書類だと思って始めたのに、途中で困難な問題が生じ、考えこんでしまった場合は、いったんその仕事はやめ、他のまったく関係のない仕事をやってみます。

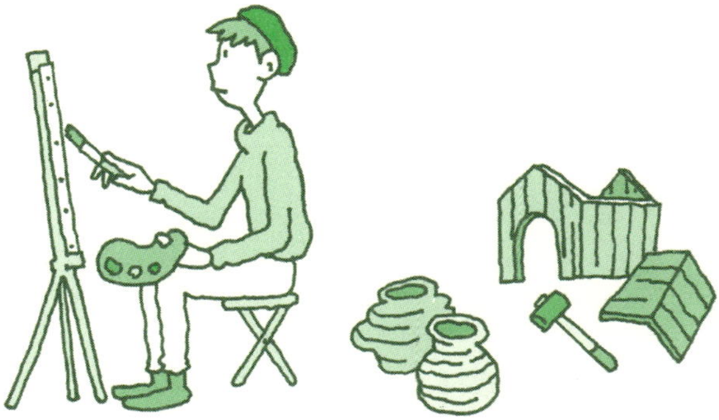

●迷ったときは、より積極的なほうを選択する

どちらにしようかと迷いを感じたら、どうしようと悩むより、比較的**積極的なほう**をとりあえずやってみる。たとえば、会議に出ようか止めておこうかと迷ったら、とにかく出てみる。朝起きようか寝たままでいようかと迷ったら、思いきって起きてみる。散歩にでも出ようか家でごろごろしていようかと迷ったら、外出してみるのです。

●いつも、まわりを観察する習慣をつける

何もする気が起きなくてぼーっとしているときでも、何か身のまわりで目に見えるものを**観察する習慣**をつけてみましょう。そうすると、不思議に今まで何となく見ていたものに興味がわいたり、また、見えていなかったものが見えてきたりします。

たとえば、机の前のカレンダーが、もう10月だというのに９月のままになっているのに気づくようなことがあります。10月のカレンダーに直してみると、そこに描かれている花の新鮮さにふっと感動したりします。

5. ダイアリーのつけ方

それでは、森田式ダイアリーの書き方を説明していきましょう。

日記は、１行でも２行でもかまいません。その日にあったこと、感じたことを、とにかく書きはじめてみてください。まず最初は、１週間を目標に書いてみましょう。

１週間たったら、今度は自分がコメントを書く立場になったつもりで、自分で自分の日記にコメントを書いてみます。この**コメントを書く**ことが、森田療法的生活態度を身につけ、自分の力で立ち直るうえでとても役に立つのです。

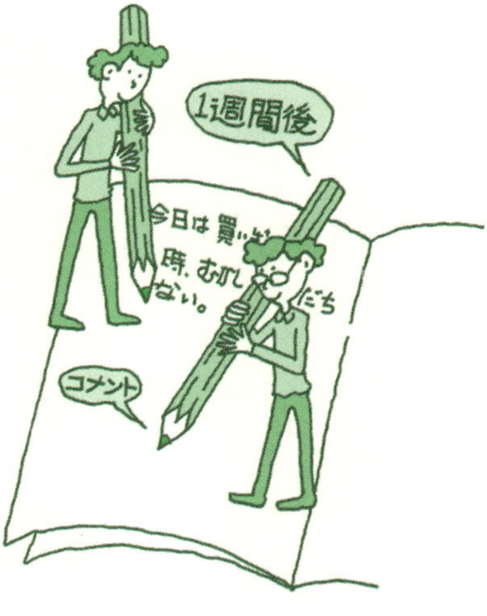

このダイアリーは、自学自習によって長引くうつから立ち直るためのダイアリーなのです。

書くことが思い浮かばないときのヒント

ダイアリーの内容は、基本的にはその日の印象を書けばいいのですが、うつ症状があると、なかなか書くことが思い浮かばず困ることがあります。そんなときは、次ページのヒントを参考にして1～2行でもよいので書いてみてください。始めたら、とにかく**毎日書く**ことがとても大切なのです。

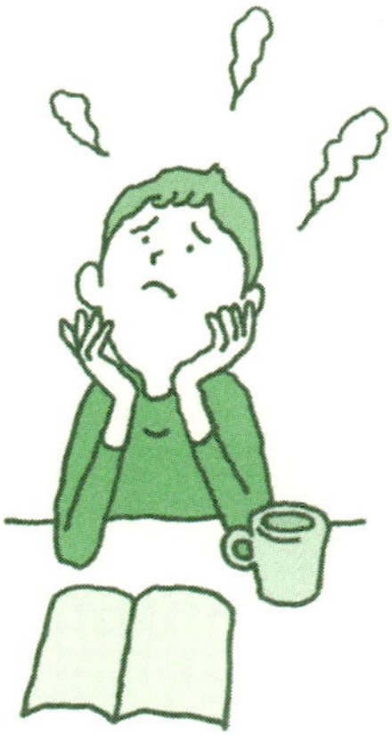

● 次のようなことをしてみましょう。そして、その感想をひと言、書いてみましょう。

庭か、ベランダに出てみましょう。そこで見える花や木、空などの風景を何でもいいですから少し観察してみましょう。庭もベランダもなければ、家のまわりを少し歩いて観察してみます。

ひと言メモ：例

ベランダから外を見たら、鳥の一群が、西の方へ向かってきれいに並んで飛んでいった。渡り鳥だろうか。空の広さを久しぶりに感じた。

ひと言メモ

動物（犬、猫、金魚など）を飼っているなら、その行動を観察してみましょう。

ひと言メモ：例

子猫のミーが、よく自分のしっぽをおもちゃにして遊んでいる。くるくる回っている姿を見ていると飽きない。

ひと言メモ

机の引き出しや本棚を見てみます。そこにあるノートや本について、思い出を書いてみましょう。

ひと言メモ：例

本棚の奥を見てみたら、昔読んだ手塚治虫の漫画「ブッダ」が出てきた。久しぶりに夢中になって読んでしまい、手塚の世界に入り込んだ。

ひと言メモ

台所や居間に立ってみましょう。戸棚の中の今まで使ったことのある食器、花びんなどを観察して、その思い出など感想を書いてみましょう。

ひと言メモ：例

居間の戸棚の中に、クラシックに凝っていた頃のレコードがほこりをかぶっていた。その中の一枚のモーツァルトを取り出して聴いてみた。ＣＤとは違う暖かい音色に少し感動した。

ひと言メモ

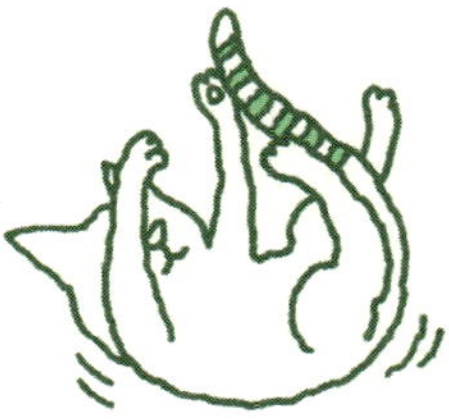

スポーツが好きなら、新聞でスポーツ欄を、芸能が好きなら芸能欄を見て感想を書いてみましょう。

ひと言メモ：例

また今日もジャイアンツは勝ったが、タイガースも勝った。首位のタイガースがなかなか負けないので、ジャイアンツファンの私には気が抜けない毎日が続きそうだ。

ひと言メモ

音楽が好きなら、ちょっとＦＭ放送かＭＤなどで気に入った音楽を聴いて、その印象を書いてみましょう。

ひと言メモ：例

昔よく聴いた井上陽水のＭＤを久しぶりに聴いてみた。学生時代を思い出し、懐かしい感じがして、最後まで聴いてしまった。

ひと言メモ

読書が好きなら、最近読んだ本の感想を書いてみましょう。

ひと言メモ：例

最近はなかなか好きな本も読む気になれなかったが、それでも赤川次郎の本は軽いので何とか読んでいる。三毛猫ホームズのシリーズは、推理小説としてはほのぼのとしていてとても好きだ。

ひと言メモ

絵や写真が好きなら、身近にある絵や写真を見て、ひと言書いてみましょう。

ひと言メモ：例

ユトリロの絵が好きだが、なかなか近くで展覧会がない。 本で見るのもよいが、あの何ともいえない白の時代の本物を見てみたい。

ひと言メモ

パソコンをよく使う人なら、インターネットでよく見るホームページやブログの感想を書いてみましょう。

ひと言メモ：例

元気な頃は、いろいろな料理関係のホームページを見て、参考にして料理を作っていた。久しぶりにいくつか見てみたが、まだ作ってみようというエネルギーが出てこない。はやくよくなって、また作れるようになりたい。

ひと言メモ

こんなふうに、どうしても書くことが思い浮かばない日は、身近にあるものや、まわりで起こる小さな出来事、風景などを観察して、その印象をひと言だけでいいですから書けばよいのです。

これならきっと、軽いうつのあなたにもできるはずです。

Part 2

ダイアリーをつけましょう

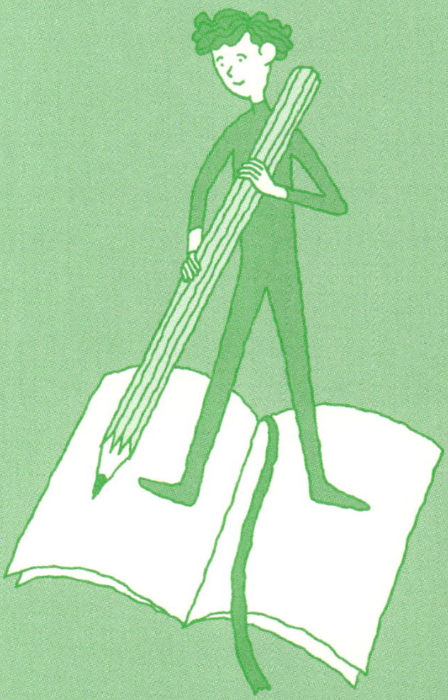

1. 二人のケース
——A夫さんとB子さんのプロフィール

この本では、軽いうつの症状が長く続いたA夫さんとB子さんの二人に登場してもらい、森田式ダイアリーを実践してもらいます（A夫さんもB子さんも実例をもとに私が創作した人で、実在の人物ではありません）。

二人のダイアリーを参考にして、あなたも一緒に書いていきましょう。そうすれば、徐々に元気で生き甲斐のある生活が戻ってくるはずです。

それではここで、二人の簡単なプロフィールを紹介しておきましょう。

● A夫さんのプロフィール

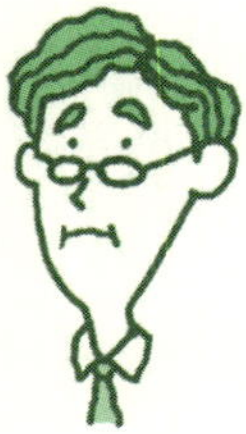

51歳、男性。家族は妻（専業主婦、46歳）と子ども２人。ただし、子どもたちは遠隔地の大学に通っているため家を出ており、実際は２人住まい。会社員で、現在、部下に課長３人とその下に20人ほどの社員を持つ次長職。生活習慣としては、たばこは吸わず、アルコールもつき合い程度。趣味は、野球観戦と旅行。

まじめで、仕事熱心なところを認められ、同年代としては２番目に早く３年前に課長から次長に昇進しました。当然のことながら責任が重くなり、その頃から**頭痛**と**不眠**傾向に悩まされるようになりました。そこで、近くの内科医に相談しましたが、高血圧もなく、血液検査でも少し中性脂肪が高い程度で、**内科的にはとくに大した問題はない**と言われ、軽い睡眠薬をもらいました。それで、ある程度眠れるようになりましたが、頭痛は続き、耳鳴りまでするようになり、仕事にも集中できなくなり、好きだった野球も見たくなくなりました。仕事の能率が上がらず、朝もなかなか起きづらい毎日が続きました。次第に部下からの書類がたまり、いろいろな決断もできなくなって部長に相談したところ、うつ病かもしれないからメンタルクリニックを受診するように言われました。

メンタルクリニックへ受診し、簡単な心理テストと問診表へ記入し、診察を受けたところ「**軽症うつ病**」と診断されました。そして2ヵ月間の自宅療養と抗うつ薬、睡眠薬の服用を指示されました。会社の理解もありそのまま休養することになりました。はじめは少し不安で、ほとんど何もしない日が続きましたが、2週間目ぐらいからは気分も落ち着き、頭痛や不眠も薬をのんでいれば気にならない程度になりました。しかし、耳鳴りだけは続くため、耳鼻科にも行ってみましたが、耳鼻科的異常はないと言われました。その後、少しずつ元気になり、新聞やテレビも見るようになりました。薬をのみながら**2ヵ月後に仕事に復帰**しました。

1ヵ月間は半日勤務、その後、通常勤務で残業なしを3ヵ月続けた上で、通常勤務になりました。しかし、1年以上経過しても、野球に興味が戻らず、ただ仕事をしているだけという感じで、妻が「旅行に行こう」と言っても、「友達と行って来たら」という感じで、家ではごろごろしている日々が続きました。抗うつ薬の量は当初の半量になっていますが、まだ止めることはできないと主治医も本人も考えていました。

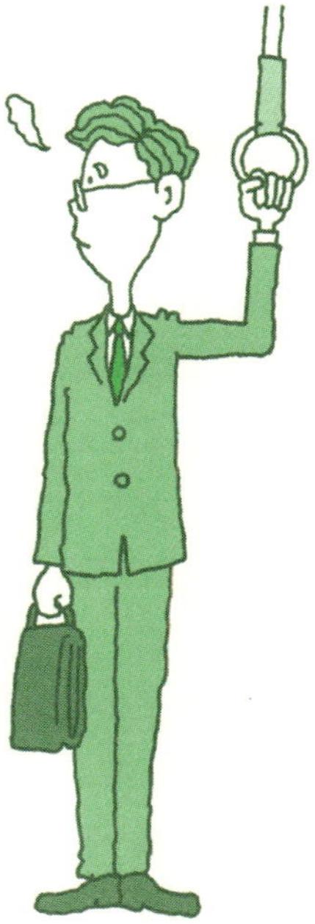

仕事は、何とかこなしていましたが、**元気な頃に比べると70%程度**が限度というような状態でした。一方、部長からは、もう通院して1年以上になるので少し仕事量を増やしていくように言われました。このようにあまり長引くので、妻も不安になり、いろいろな本を調べて、薬以外の方法のうち、森田療法を受けてみてはという話が出ました。はじめは、あまり気乗りはしませんでしたが、なかなか薬も止められないので一度受診してみることにしました。

● B子さんのプロフィール

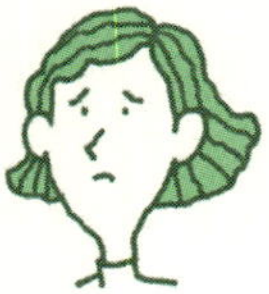

28歳、女性（未婚）、某旅行会社の上級職社員。家族は、両親、弟（26歳、大学院生）の４人、および犬（ダックスフンド）１匹。趣味はテニス、旅行、ドライブ、映画鑑賞。

Ｂ子さんは、もともと頑張り屋で、中学・高校は田舎の学校とはいえ、いつも成績はトップクラスでした。友達も多く、高校では、硬式テニス部に入り、副部長を務めたりしていました。何に対しても**負けず嫌い**でしたので、試験などで自分のライバルの友人に負けると悔しくて、家に帰るとふさぎこんで２～３日間何もしたくなくなったり、眠れないことがありました。

大学は、１年浪人しましたが、**希望の一流大学英文科**に入りました。高校時代までとは違って、まわりの女友達はみんなきれいで、頭の回転もよく見えました。入学後、３ヵ月間は**劣等感**で悩みました。この頃、腹痛と下痢が続き、朝起きられなくなったり、何を見てもおもしろくなくなり、ときどき大学を休みました。両親も心配して、神経科で治療を受けました。軽い精神安定剤を服用することで大学には休まず行けるようになり、次第に友人も増えました。秋には元気になり、通院も必要がなくなりました。その後は負けず嫌いの性格で頑張り、在学中に英検1級に合格しました。また、英会話サークルで知り合った1学年上の彼氏もでき、アメリカへの２ヵ月間のホームステイなどにも出かけたりしました。**就職は**、旅行やドライブが好きなこともあり、最も希望していた**旅行会社**に決まりました。

入社後１年間は、研修を兼ねて窓口での応対が中心の業務をしました。まわりの先輩からの指導が少し厳しかったのですが、もともと好きな旅行の仕事なので何とかこなしていました。その後、海外への添乗員の仕事もまかされるようになり、英会話の力も発揮できて、充実した毎日を過ごしていました。

2年前に、**企画担当の主任**に抜擢され、毎月行われる定例会議には、いつも新しい企画を提出することが必要になり、かなりのプレッシャーがかかるようになりました。はじめは、何とかアイデアがまとまっていましたが、半年ぐらい過ぎた頃から、新しいアイデアが浮かばなくなり、夜も眠れず、朝起きるとひどい胃痛がくり返し起こり、日中も残尿感を感じるようになりました。時には仲のよい弟からアイデアをもらい、それをもとに部下の女性が何とか新しい企画をまとめてくれてはいましたが、ありきたりのもので、**上司からもクレーム**がつくようになりました。この頃から、いつも週末通っていたテニスクラブにも行かなくなり、月に1回は観にいっていた新作の映画にも興味がわかなくなりました。忙しい彼とたまにデートしても食欲がわかず、心配をかけたりもしました。**胃痛のためにたびたび仕事を休む**状態を見て、彼や両親が心療内科への受診を勧めました。

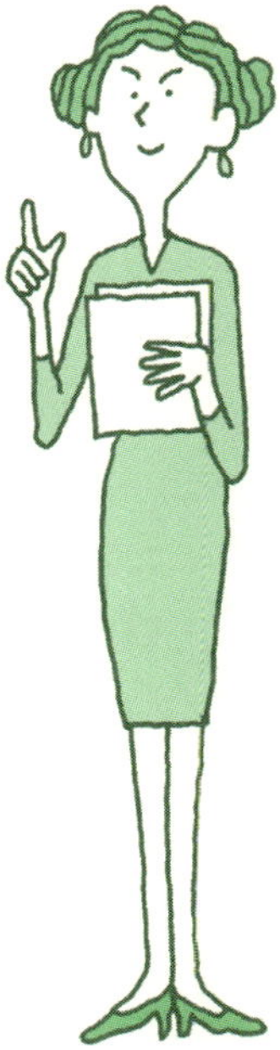

尿検査、血液検査や胃カメラではたいした異常がなく、**軽いうつ病による症状**と診断されました。抗うつ薬の服用とともに、会社を3ヵ月間休んでゆっくりするように指示されました。休むことにはかなり抵抗を感じましたが、会社の上司と相談し、指示通り休むことにしました。1ヵ月後には、残尿感や胃の痛みはなくなり、3kgほど減っていた体重もほぼもとに戻りました。ただ無気力感が続き、好きな旅行に家族が誘ってくれても、行く気持ちにはなれませんでした。3ヵ月後には不眠もなくなりましたが、まだおっくう感もあり、テニスをしたりするような気分ではなく、仕事への不安もありました。そこで、主治医と相談の上、さらに2ヵ月間休養することにしました。その間、抗うつ薬などの変更もあり、仕事への不安感

は半減しましたが、無気力感は続いていました。

休養5ヵ月後、会社の保健師、産業医と相談の上、企画担当をはずれ、窓口業務中心の仕事で残業なし、という約束のもとに職場に復帰しました。はじめは少しとまどいもありましたが、企画を考える必要がないので、何とかこなせていました。しかし、帰りや休日に同僚や友人から誘われても出かける気になりませんでした。このような状態なので、主治医からは、抗うつ薬は、まだ減量できないと言われてしまいました。窓口業務は、見た目には普通にこなせていたので、復帰半年後、上司からの指示で、企画の副主任として戻ることになりました。休養する前ほどではありませんでしたが、なかなかよいアイデアが浮かばず、寝つきが悪い日が何日か続くことがありました。

その後、仕事を休むようなことはありませんでしたが、半年以上薬が減量できないので、主治医から、認知行動療法を併用することを提案され、本を紹介されました。少し興味が出て、日常活動表や思考記録表を書いてみようとしました。日常活動表は書けましたが、思考記録表を書こうとすると頭が重くなり、吐き気もするために続きませんでした。主治医からは「一緒に書いてみましょう」と診察時に言われ、何回かやってみましたが、だんだんその表を見るだけで気分が重くなるため、結局、中止となりました。

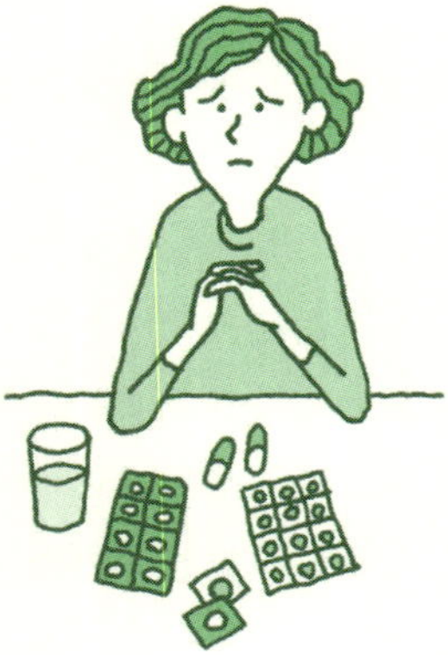

その後も半年間、ほとんど休まず副主任として仕事を続けていましたが、以前ほどの覇気はなく、薬をのみながら何とかこなしているという状況でした。また、休みには、たまには彼とデートしたり、映画を観に行くようにはなりましたが、あまり楽しいと感じられませんでした。父親が会社の同僚から森田療法で立ち直った人の話を聞き、勧められて受診しました。

2. 最初の１週間のダイアリー

それでは、A夫さんとB子さんのダイアリーとコメントを見ながら、実際のダイアリーの書き方と、うつの症状がとれていく過程を見ていくことにします。

あなたもこの実例を参考にしながら、一緒にダイアリーをつけてみましょう。

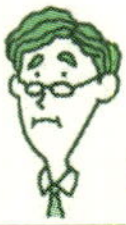

A夫さんの１日目（木）

いざ書こうと思うと何も浮かんでこない。きょうも仕事に行くのがやっとで、帰った後は、すぐ横になってしまった。テレビも見たくない。妻が今度の日曜にどこかへ行こうと誘ってくれたが、「行きたくない」と断ってしまった。寝る前になって、やっとこの日記を書きはじめたが、こんな状態で続けられるのか、まったく自信がない。

コメント

はじめから、すらすら書けるのならもう病気ではありません。書きはじめたということだけで、１日目としては十分にすばらしい一歩です。明日からも、３～４行書けばよいという気楽な気持ちで書いていきましょう。

あなたの１日目　　月　　日（　　曜日）

B子さんの１日目（水）

もともと日記を書くのは好きなほうだったのに、この病気になってからはほとんどつけなくなっていた。今日は、比較的早く仕事が終わった。たいして仕事をしていないのに、疲れがひどく、同僚からお茶に誘われたが、断って帰ってきてしまった。

コメント

まずとにかく書きはじめたことで、治療が進みはじめましたね。まだうつ状態が続いているので、疲れがひどくてもある程度は当然のことです。お茶は「元気があるときにつきあえばよい」ぐらいに考えておきましょう。

自分へのコメント

このコメントは、１週間たってから書いてみましょう。A夫さん、B子さんのコメントを参考にしてなるべく自分の現状を肯定的に書きましょう。書けない場合は、無理をして書く必要はありません。

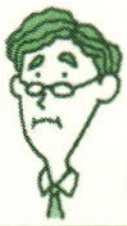

A夫さんの２日目（金）

きょうは、書くのを止めようかと思ったが、まだ始めたばかりなので
もう少し続けてみることにした。書くことが浮かばないので、ベラン
ダに出てみたら、星がたくさん出ていた。空をゆっくり見るのも久し
ぶりだ。ふっと空に吸いこまれるような感じもした。

コメント

今日は、ベランダに出て空を見る、という新しい行動ができました。
それでよし。

あなたの２日目　　月　　日（　　曜日）

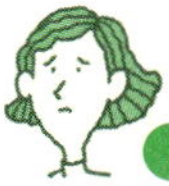

B子さんの2日目（木）

元気な頃は、早く仕事から帰った日は、ダックスフンドのゴローと散歩に行くのが楽しみだった。最近は、散歩の途中で近所の人と出会うのがいやで両親や弟にまかせていた。今日は、両親が外出していて、弟もいなかったので、仕方なく夜の散歩に出た。久しぶりに見る夜空にまたたく星が新鮮に感じられた。街灯のある近くの公園まで行ったら、トイプードルのリリーに出会って、ゴローは楽しくじゃれて遊んでいた。私もリリーを連れていた近所の若い夫婦と、最近の映画の話をした。20分ぐらい話しこみ、ちょっと疲れた。

コメント

散歩で星のきれいさを感じたり、近所の人と会話ができたりと、よい傾向です。

自分へのコメント

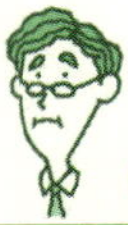

A夫さんの３日目（土）

土曜日で仕事は休みなので、朝はまったく起きる気がしない。10時すぎに妻に起こされた。食事の後、一緒にスーパーに買い物に出かけたが、知り合いに会うのが煩わしく、車の中で待っていた。帰ってからも何もしない一日であった。こんな状態で治るのか不安でいっぱいだ。

コメント

こんな日もたまにはあるのです。それでも、スーパーまでは出かけられた点はまあよかったと考えておきましょう。今度スーパーに出かけるときは、あなたが買うものを１つは決めて、自分で選んでみてください。

あなたの３日目　　月　　日（　　曜日）

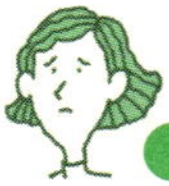

B子さんの3日目（金）

今日は仕事で、新しい企画について部内で討論したが、なかなか意見が浮かばず苦労した。また主任が出張中であったため、私がまとめ役をやっていたが途中で頭が痛くなり、部下に交代してもらった。家に帰ってからも自分のふがいなさが気になり、ゆううつになって食欲もなかった。食事後は、考えてばかりいても仕方がないと思い、明日会う予定の彼にメールを出して気分転換した。

コメント

ゆううつな中でも、気分を切り替えメールを出せた点をよしとしよう。

自分へのコメント

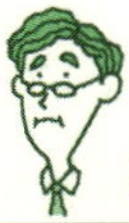

A夫さんの4日目（日）

今日も朝は10時過ぎにやっと目が覚めた。なんとなくラジオをつけたら、昔好きだったフォークソングが聞こえてきた。学生時代を思い出し懐かしくなった。そしたら少し元気が出て、妻に誘われていた展覧会を観に行くことができた。久しぶりにモネの絵を見て心も和んだ。これからもたまには展覧会に行ってみようという気になった。

コメント

今日は、ラジオを聞き、展覧会にも行くという新しい動きが無理なく２つもできました。大変よい傾向です。

あなたの４日目　　月　　日（　　曜日）

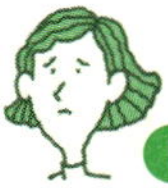

B子さんの４日目（土）

今日のデートは、彼の提案で、あまり気乗りはしなかったが、海のほうへドライブに出かけた。今はまだ春先なのに、土曜日のためか、途中の道がよく混んでいた。目的地まで行くのに、予定より30分ほど余分にかかりイライラした。でも海岸について海の空気を吸い、彼と砂遊びをしていたら子どもの頃に帰ったみたいで、とても気分が解放された。その後食べたレストランでの食事も久しぶりにおいしく感じた。

コメント

ドライブに出かけてよかったですね。動きが変わると気分も変わるものです。また迷ったときは積極的に出かけてみることです。

自分へのコメント

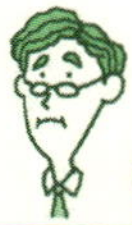

A夫さんの5日目（月）

朝はやはり行きたくないという気分が大変強く、やっとの思いで会社へ出かけた。午前中は何もしたくなかったが、どうしても必要なことだけをやった。午後になり部長から呼び出され、だいぶよくなったのだから少しずつ責任のある仕事をやってもらうと言われ、ずっしりと気分が重くなってしまった。明日からのことを思うとゆううつだ。気分転換にベランダに出てみた。星をじっと見ていたら、まあ何とかなるさという気分になった。不思議だ。

コメント

ずっとゆううつな気分に浸らず、ベランダに出てみるという行動がよかったですね。このように、気分が重くなったら、それに浸らず、すっと何か他のことに関心を向け、動く態度が身につくと早くよくなります。

あなたの5日目　　月　　日（　　曜日）

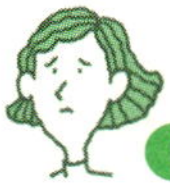

B子さんの5日目（日）

今日は昨日のドライブの疲れで、お昼頃まで寝ていた。午後から久しぶりに母と近くのショッピングセンターまで、買い物に出かけた。衣類のバーゲンセールをしていたので、いくつか買うつもりで行った。しかし人が多く途中で頭が痛くなり吐き気がしたので、母が気遣ってくれ、予定の半分で切り上げて帰った。せっかく楽しみにしていた母に迷惑をかけてしまった。

コメント

こんな日もたまにはあります。人混みは体調が悪ければ誰でも疲れるものですから、あまり考えこまないこと。買い物に出かけただけでも進歩です。

自分へのコメント

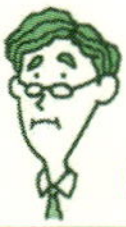

A夫さんの６日目（火）

今日は、会社の次長以上の会議があった。各自、現状と今後の計画について、報告が必要だったが、他の出席者に比べて言葉が出てこないので、ゆううつになってしまった。部長からも後で呼ばれ、もう少し話すことを準備してくるように言われた。こんな状態では、皆に迷惑をかけるので会社を辞めたほうがよいかもしれないと考えた。最も信頼するＳ課長に話したら、「私たちが足りないところは何とかしますから、そんなことは考えないでください。それに、ここのところ次長は、私たちとお昼も一緒に食べたりするようになり、少しよい方向に変わってきていますよ」と言われ、もう少し頑張ってみようかと思った。

コメント

課長に話したことで、だいぶ気持ちが楽になっていますね。まわりで気の許せる人には、少し現状を話しておくことはとても大切なことです。

あなたの６日目　　月　　日（　　曜日）

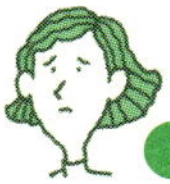

B子さんの６日目（月）

ダイアリーを書こうとしたが、今日は仕事で特に気を遣うことが多かったためか、頭が疲れていて何も浮かんでこない。そこで、《書けないときのヒント》を参考にして、本棚を眺めてみた。高校時代のアルバムが目につき開いてみた。親友のＨさんと高校２年の夏休みに北海道へ旅行に行ったときの写真があり、いろいろ楽しい思い出がよみがえってきた。彼女は今スチュワーデスとして働いていて、ちょっとうらやましい気持ちにもなった。いずれにしてもあの頃の夢のある自分を思いだし、少し元気が出てきた。

コメント

書くことがないときは、こんなふうにヒントを参考にして書きましょう。ちょっとした気づきが、元気になるための新しい行動のヒントになることがあります。

自分へのコメント

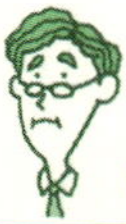

A夫さんの７日目（水）

今日もお昼は、課長など部下３人と一緒に食事をした。日記を書きはじめて３日目から続いている。１日目はおっくうであったが、毎日続けていると不思議と少し楽しくなった。そういえば、病気になる前は、会議や出張がなければいつも部下と一緒に食べていたことを思い出した。耳鳴りはまだ続き、朝も起きづらい状態が続いているが、前よりはだいぶ気にならなくなっているように思う。

コメント

部下と一緒に食事を毎日とる行動ができ、少し楽しいと感じたことはよくなってきている証拠です。ときに、またおっくうになるかもしれませんが、続けてみましょう。耳鳴りなどの症状は、そのうち変わればよいというぐらいに受け流しておくことです。

あなたの７日目　　月　　日（　　曜日）

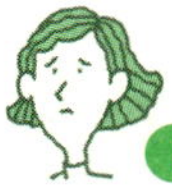

B子さんの7日目（火）

仕事が順調に終わり、早く帰ることができたので、夕食の用意を珍しく手伝った。今までは、帰ると疲れてしまっていてほとんど手伝ったりしなかった。夕食は食欲があり、少し、気持ちに余裕が出できたのかもしれない。ただ、朝は今日も起きるのがおっくうで、食欲があまりなく、何とか出かけた状態であった。午後からは、少し仕事に集中できるようになり、ぼーっとしている時間が少なくなってきたように感じている。薬はきちんとのんでいるが、今度少し減らすことも先生と相談したいと思う。

コメント

おっくうさは、（とくに午前中は）なかなかとれないことはよくあることです。少しずつ行動が増えている点や前向きになっている点は、順調に進んでいる証拠です。

自分へのコメント

コメントを書きましょう

１週間のダイアリーは、書けましたか？

それでは、自分がコメントする立場になったつもりで、Ａ夫さん、Ｂ子さんへのコメントを参考にして、自分の書いたダイアリーに簡単なコメントを書いてみましょう。

できる限り自分の今を肯定するように書きましょう。自分の現状を否定すると、あせりや不安が強くなり、治りにくくなります。逆に、どんな状況も否定しなければ、気持ちにゆとりができ、知らず知らずのうちにおおらかさが少しずつ育っていきます。人間としてひとまわり大きくなり、それが治ることにつながります。

これが、日記とともにコメントを書くことが治療の上で大切である理由です。

どうしても書けない日があれば、無理をせず空白のままにしておいてください。しばらくたってから、見直して書けばよいと思ってください。１ヵ月ぐらいたてば、不思議に書けるようになります。

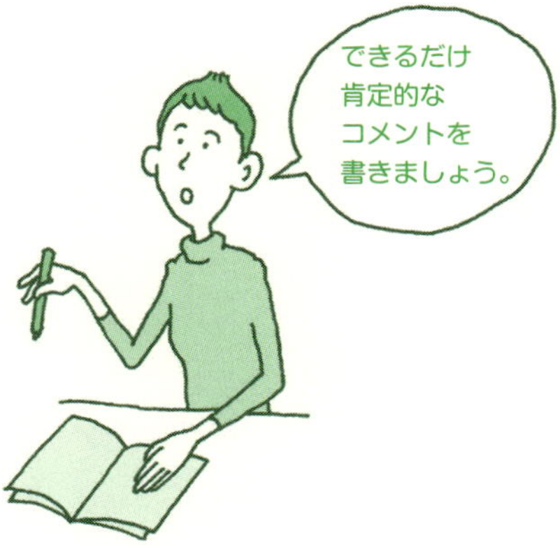
できるだけ
肯定的な
コメントを
書きましょう。

森田療法の治療では、よく禅の言葉を用いて、治療に役立てています。ここでは、その禅の言葉や、森田療法家の先生がよく使う言葉のいくつかをわかりやすく説明しておきます。ふだんの生活の中で役立ててください。

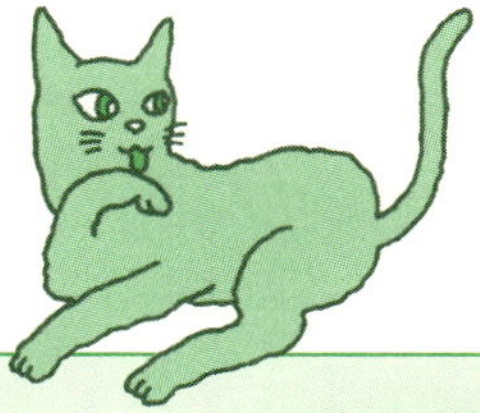

治療に役立つ森田の言葉

「初一念《しょいちねん》」

この言葉の意味するところは、次のようなものです。「初一念」とは、「ある出来事に対して、自分自身の価値判断が入らず、最初に浮かぶ純粋な感情」であり、また、「初一念で動く」とは、「ふっと思いついたとき、価値判断を入れずそのままをすっと行動に移す」というものです。

あることをしようと思ったとき、こうなったらどうしよう、ああしたほうがいいのではないかと考えはじめると、頭がこんがらがってきます。その結果、考えすぎて何もできなくなってしまうことがないように戒めたものです。

たとえば、「買い物に出よう」と思い立ったとします。ところが、「まだ早すぎるのではないか」とか、「この時間によく買い物をしている苦手のXさんに会ったらどうしよう」とか、「何を買うかもう少し考えてからにしよう」などと考えはじめると、だんだん面倒になってきて、結局止めてしまう。

このように、頭に浮かんだことを素直に行動に移さないと、あとになって、あのときすぐに行っておけばよかったと悔やみ、またうつ気分に陥ってしまうことになりかねません。いろいろな価値判断や感情に振り回されず、純粋な「初一念」を大切にしましょう。

3．２週目以降のダイアリー

A夫さんとB子さんと一緒に１週間ダイアリーを書き続けた方は、軽いうつから抜け出すための大きな一歩を踏み出したと思います。まだ、書きはじめていない方は、この章を読んでからでもかまいませんので、是非書きはじめてみてください。

さて、１週間森田式ダイアリーを書き終わった方は、ここからは、**自分のノート**を用意して、ダイアリーをつけていきましょう。

毎日書き続けることが、どうして必要なのでしょう？
毎日書き続けることができれば、必要以上に気分に流されない態度が身についていきます。そうすると、うつはうつなりに何とかできるものだという自信が出てきます。その結果、１～２週間くらい経過するあいだに何かしらできることが増え、少しずつ毎日が充実してきたという実感がわいてきます。ちょっとしたことですが、このくり返しが大切なのです。

コメントを書くのを忘れないようにしましょう
前にも言いましたように、コメントを書くことは、よくなるためにはとても大切なことです。3日～1週間たったら、前に書いたダイアリーを読み返し、自分がコメントする立場になったつもりで書いてみましょう。

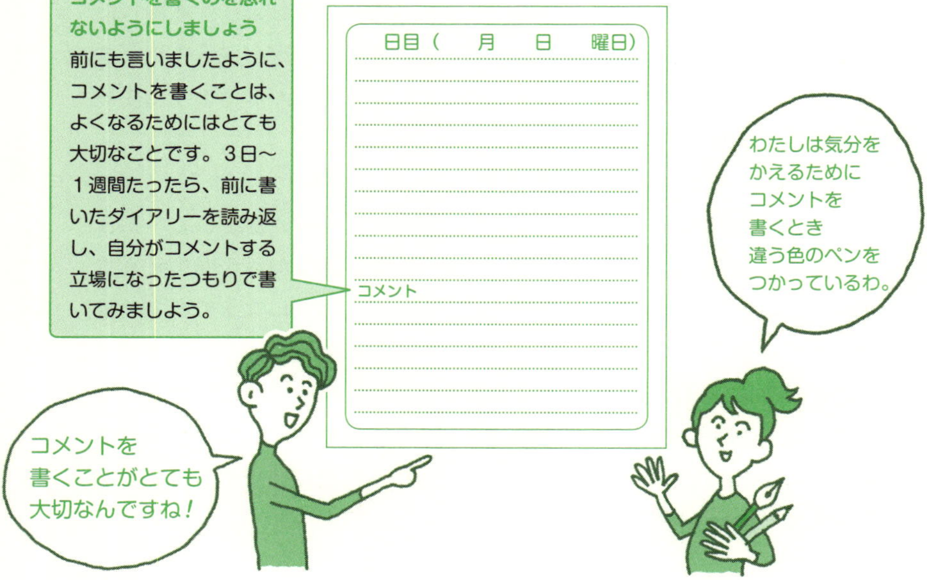

日目（　月　日　曜日）
コメント
わたしは気分をかえるためにコメントを書くとき違う色のペンをつかっているわ。
コメントを書くことがとても大切なんですね！

ここでは、１日おきにＡ夫さんとＢ子さんのダイアリーを50日目まで書いておきます。症状は、よくなったり、悪くなったりと波はありますが、確実によい方向へ変化していきます。この二人のダイアリーを見ながら、あなたも自分のダイアリーを書いているうちに、同じように変化している自分を体験してください。

＊

さあ、それでは、Ａ夫さんとＢ子さんの２週目以降のダイアリーはどうなっているでしょうか？　ご一緒に見ていきましょう。

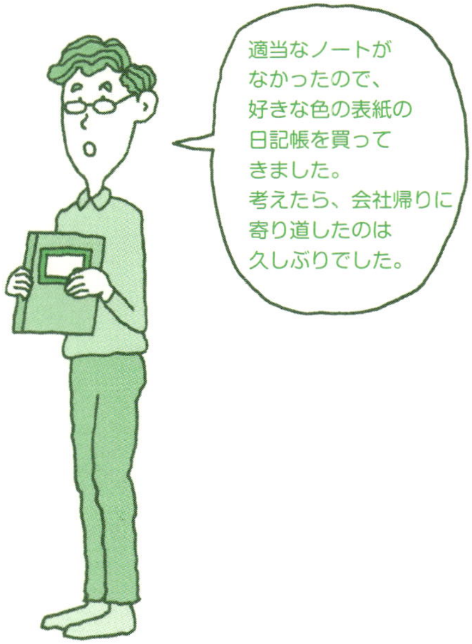
適当なノートが
なかったので、
好きな色の表紙の
日記帳を買って
きました。
考えたら、会社帰りに
寄り道したのは
久しぶりでした。

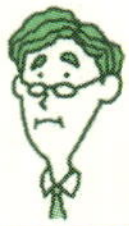

A夫さんの８日目（木）

朝から東京の本社へ出張した。報告内容などは、全部自分でやるのではなく、課長などに頼んでまとめておいたのであまり心配はしていなかった。今回は普通に報告できたと思う。その安心感からか、帰りの新幹線では眠くなり、危うく乗り過ごすところであった。家に帰っても、疲れは普段と変わらなかった。

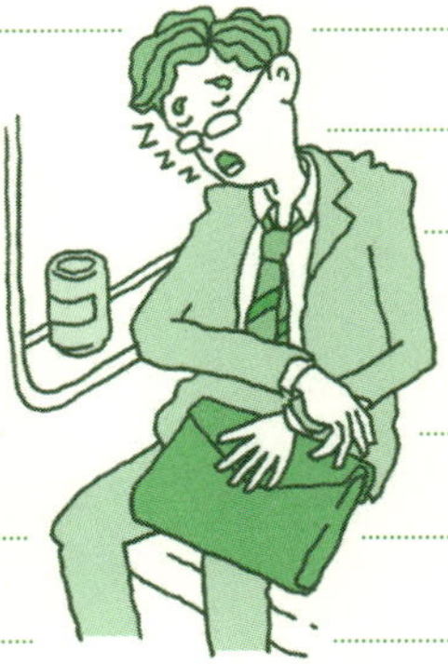

コメント

自分で何でもしなくてはいけないと思わず、こんなふうに部下に頼めると少し楽に仕事ができることを実感できてよかったですね。

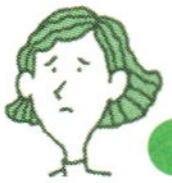

B子さんの9日目（木）

今日は、仕事が終わったあと彼と待ち合わせて、居酒屋に行った。病気になる前はよく行っていたが、最近は、1ヵ月に1回行けばよいほうだった。彼が忙しいこともあるが、私のうつが一番の原因だ。仕事が何とかできるようになったこともあるが、今日は楽しく飲めた。彼から少し笑顔が増えていると言われ、とてもうれしかった。

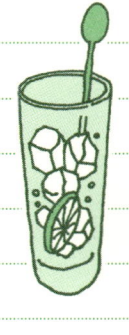

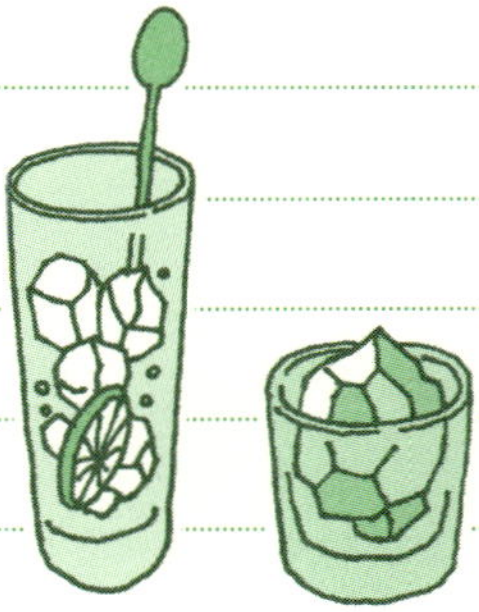

コメント

今日のように、少しゆとりができ、笑顔が出る日が増えるといいですね。

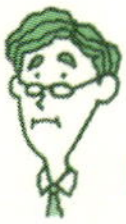

A夫さんの10日目（土）

１週間の疲れがたまり、土曜日はいつも起きるのが９時過ぎになる。６時頃に一度目は覚めるが、体がだるくうとうとしてしまう。妻は寝ていたらよいと言ってくれるが、昔は、休みでも７時には起きていたことを思うとまだまだかと考えてしまう。午前中はぼーっとしていたが、午後からは妻に誘われて買い物に出かけた。おっくう感はなかった。

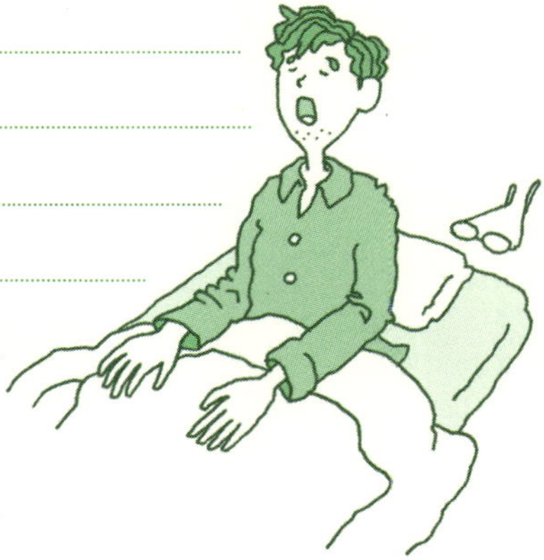

コメント

休日は、無理に起きようとはしないで、奥さんの言うようにのんびり起きればよい。病気のためと考える必要はないでしょう。おっくう感がなくなってきたのはよい傾向です。

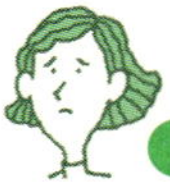

B子さんの11日目（土）

仕事が休みなので、午前中にゴローの散歩に出かけた。まだ、人に会うのが少しいやだが、それでも行ってみようという気持ちが出てきた。今日はいつもと違う方向へ散歩に行った。こちらの方向には、公園はないが菜園が多く、大根などの野菜が作られていて、のどかな感じがする。同じ町内の人が休日菜園で種まきをしていて声をかけられ、とれたての菜の花を少しもらった。そのときはうれしかったが、帰ってからお返しをどうしようかと思ってゆううつになり、考えこんでしまった。

コメント

とにかく散歩する元気が出てきたのは、一歩ずつよくなっていると考えていいでしょう。もらい物の件は、一人で考えこまず、親に相談してみてはどうでしょう？

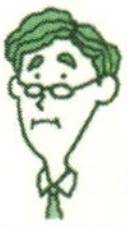

A夫さんの12日目（月）

月曜日は、とくに朝出かけるとき気分が重い。今日も「えいっ」と気合いを入れて家を出た。会社で書類の山を見るとどれから手をつけようかと迷ってしまう。「とにかく、できるものからやればよい」という森田の考え方を思い出し、始めてみた。思ったよりはできたが、それでも昔のことを思うと半分ぐらいのスピードだ。わからない書類は、自分だけで悩まず、課長と相談して何とかこなした。家へ帰ると疲れすぎているのか、食欲もない。

コメント

月曜日は、週のはじめで、休み中に変化した生活のリズムを取り戻すのが少しつらいかもしれません。したがって、あまりできなくても当然と考えましょう。しばらくのあいだ、週のはじめは、食欲がなくなるほど頑張ろうとしないほうがよいでしょう。

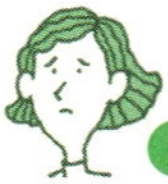

B子さんの13日目（月）

昨日の日曜日、午後から久しぶりに大学時代の女友達と会い、食事をしておしゃべりを遅くまでして疲れた。そのためか、今日は朝起きづらく、もう少しで遅刻するところだった。仕事のほうも、午前中は、全然やる気が起こらず、いろいろ手をつけてみたが、どれも中途半端になってしまった。午後から、大事な会議があったが、頭が働かず、時々眠くなり必要なメモも十分取れなかった。こんなことでよくなるのかと不安になった。

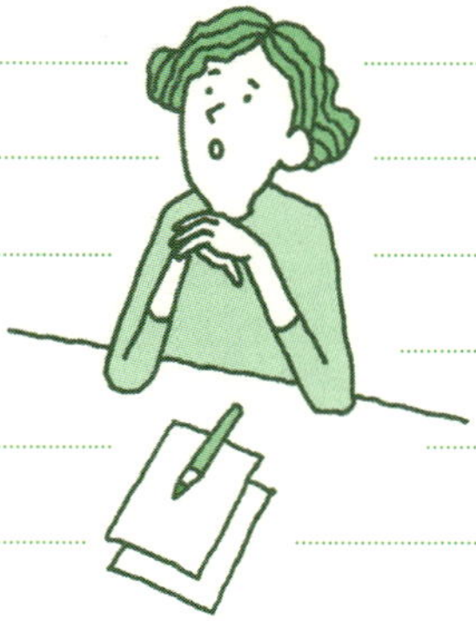

コメント

まだ、ダイアリーを始めて２週間ぐらいです。今はこんな日もあって当然と考えておきましょう。

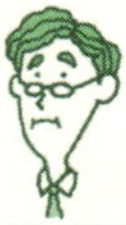

A夫さんの14日目（水）

もうダイアリーをつけはじめて２週間になった。だんだん書くことがなくなっているようにも思う。今日は帰りに部下３人と久しぶりに居酒屋へ寄った。まだ、のんでいてもあまり楽しくは感じなかったが、行ってみようという余裕ができただけいいのかもしれない。

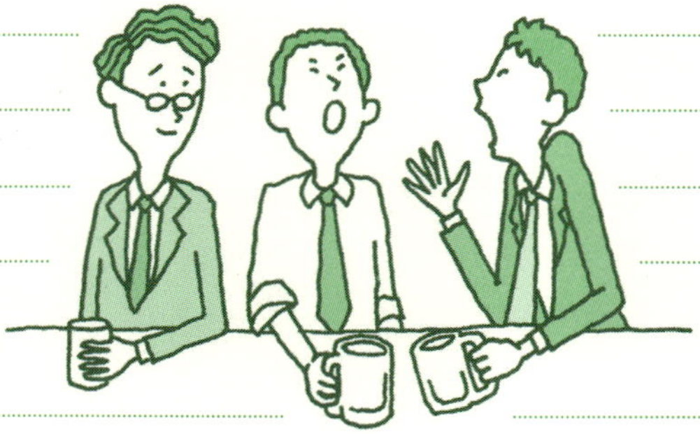

コメント

居酒屋へ行く気持ちが出たことは、最近になかった新しい行動が１つ増えたことでよい変化ですね。

治療に役立つ森田の言葉

事実唯真《じじつゆいしん》

　これを現代語に訳すと「今体験している事実だけが真実である」ということになります。

　もう少し詳しくいえば、「事実は何とも動かすことはできないので、事実は事実として受け入れ、耐えて服従しなければならない」というような意味になります。なんとなく、とてもつらい感じがするかもしれません、これは結局、もっとも楽になっていく生活態度なのです。

　たとえば、友人とコンサートに行く約束をした。ところがその日になって気分がゆううつになり、行きたくなくなってしまった。そんなとき、うつうつとした気分は、どうにも仕方がありません。ありのままに受けいれて、とにかく出かけてみる。そうすると案外コンサートを楽しめるというような体験をするものです。

　気分は気分としてそのままに、やるべきことを粛々《しゅくしゅく》とやる、これが楽になっていく.

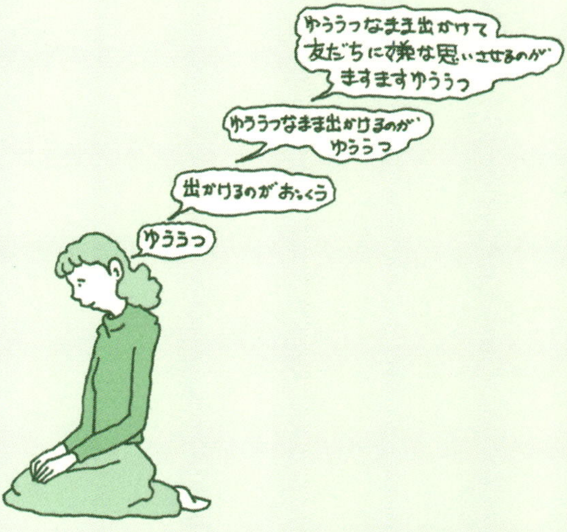
ゆううつ
出かけるのがおっくう
ゆううつなまま出かけるのが ゆううつ
ゆううつなまま出かけて 友だちに嫌な思いさせるのが ますますゆううつ

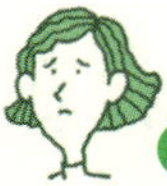

B子さんの15日目（水）

今日は、新しい旅行の企画案について発表し、上司を含めた仕事仲間とディスカッションした。私の作った案以外にも、２つの提案があった。結局、私の案が採用され、今後さらに詳細を検討することでまとまった。ほとんど誰の力も借りずにまとめた案だったので、採用されて少し自信が戻ってきた。上司からも、後でかなりほめられた。しかし、今後どのように具体化するかを考えると少し気分が重くなり、夕食はあまり食べられなかった。夕食後、気分を切り替え、好きな映画音楽を聴いていたら、まあ何とかなるさという気楽な気分になっていた。

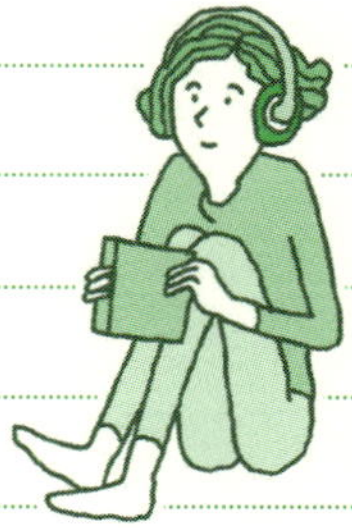

コメント

気分に流されないちょっとした行動（映画音楽を聴く）ができるようになっていて、大変よし。こういうことができるようになると早くよくなります。

A夫さんの16日目（金）

やっと週末が来たという感じである。今週もこれだけはやろうと思っていたことの半分ぐらいしかできなかった。妻にそれを言うと、「以前は、帰ってくるとぶすっとしていて、何も話さず横になっていた。そういうことを愚痴ることができるようになったのだから、よくなってきている」と言われてしまった。たしかにそうかもしれないが、もう少し仕事ができるようになりたい。

コメント

仕事が思うようにできたほうがよいのですが、「今の状態で半分もできているからいいや」と、もう少し余裕を持って自分を見ておくことがよくなる秘訣です。

B子さんの17日目（金）

朝から雨のためか、体がだるく気分も重い日であった。企画の細かい点について、周りの仲間と相談しながら進めようと思ったが、自分の考えがまとまらず、今日はできなかった。それでも、今までたまっていた別の仕事をそれなりにこなした。帰りに、仲のよい同僚の女性とお茶をして、少しおしゃべりをしていたらなんとなくすっきりした。

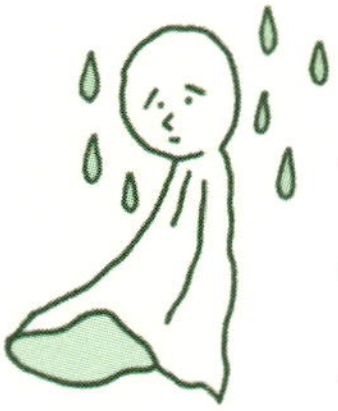

コメント

ときには、今日のように逆戻りする日もあります。しかし、そんな日でも別の仕事ができたり、帰りにお茶する元気があった点を評価しよう。

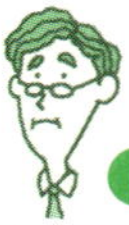

A夫さんの18日目（日）

昨日と今日は、休みなので、主治医と相談して睡眠薬を止めてみた。なんとなく熟睡感がなく、夢をよく見ているような感じがする。朝は、休日のいつもよりやや早く5時頃一度目が覚めたが、またうとうととして、結局9時頃起きた。それほどつらくもないので、また来週も金曜と土曜の夜は、薬をのまないで様子を見たい。

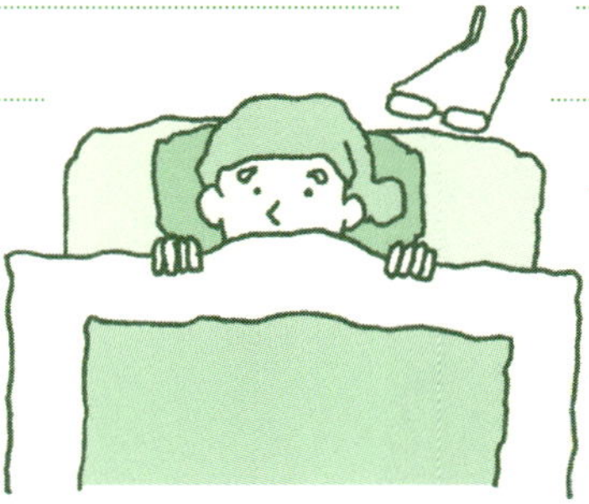

コメント

睡眠薬が、休前日に止められそうで、よかったですね。あまり減薬を急がず、しばらくは休み前だけにして様子を見ましょう。

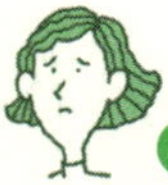

B子さんの19日目（日）

先月久しぶりにテニスの仲間から誘いの連絡があった。この病気になって、もう１年以上離れていたので、ずっと迷っていたが、今日、出かけてみることにした。テニスは、やってみると案外すぐ勘が戻り、なんとかできたので安心した。１時間ぐらいしかしなかったが、久しぶりに仲間と会い楽しかった。帰ったら少し疲れて昼寝をしてしまったが、できれば、これからも月に２回ぐらいはやりたい。

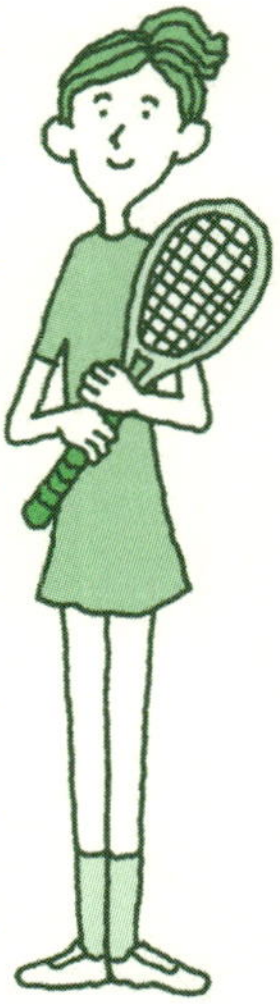

コメント

テニスを再開するきっかけができて、今日はまた一歩前進したようですね。ぜひ続けましょう。

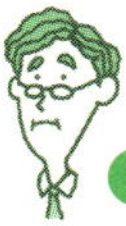

A夫さんの20日目（火）

今日と明日は、別の部署の次長と一緒に博多支店まで出張になった。なかなか気むずかしい人なので、行きの新幹線の中で何を話してよいかわからず疲れてしまった。年に１回の情報交換会で、伝えたいことがいっぱいあったが、どれだけできたかあまり自信がない。また、いろいろいい情報も得たはずだが、ほとんど頭に残っていない。まだ明日も会議があるが少しゆううつである。名古屋へ帰ってからの報告を考えると、今夜は眠れそうにない。

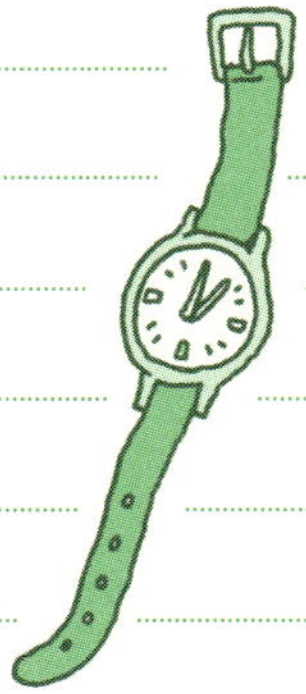

コメント

うつのときは、集中力がないためにこんなことがよく起きます。大事な点を単語でもよいので、メモしておくとそこから少し思い出すものです。できる程度に報告すればよいと割り切って考えましょう。

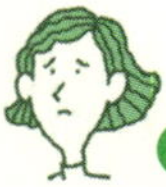

B子さんの21日目（火）

仕事の関係で、今日は早く帰宅できたので、母と一緒に夕食の支度をした。パスタ料理がもともと得意であったので、それを私が担当した。母は、パスタに合う魚料理とスープを作ってくれた。弟にも話してあったので、めずらしく早く帰ってきた。家族全員で平日に手料理を食べるのは久しぶりだった。

私の作ったキノコ入りの和風パスタは、まあまあ好評だった。父は、和食が好きだが、「おいしい」と言ってくれた。私は作るのに神経を使ったのか、食欲はもうひとつだった。

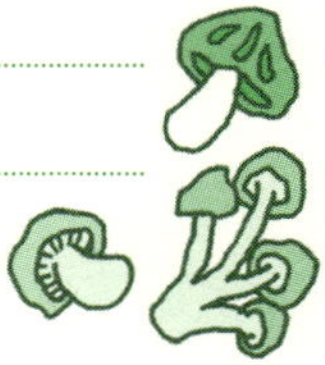

コメント

料理もできるようになりよかったですね。ただ、あまり調子にのって頑張りすぎないようにしてください。

ダイアリーを続けるかどうかと迷ったとき

あなたがこのダイアリーを、A夫さんやB子さんと一緒につけているとすれば、もうかなりの日数がたったと思います。
順調にいっていれば問題はありませんが、はじめは、張り切って書きはじめていても、途中で考えこんだり、止めようと考えたりしたこともあるかもしれません。また、現在そういう状況になっている人もいるでしょう。
そんなとき、どうしたらダイアリーを中断しないで続け、うつを克服できるか、その対処法について考えておきましょう。
まず、書くことが浮かんでこないために困ったときは、この本の17ページ以降にある「書くことが思い浮かばないときのヒント」をもう一度読んでみてください。これを参考にして、1行でも2行でも書いてみましょう。ほとんどの場合、これでなんとか書けるようになるはずです。そのほかに、自分の家の庭やベランダの草花に注目して、その成長状態を書いてゆくのもよいかもしれません。
それでもゆううつな気分が強く、何も書きたくない場合は、そのままを書けばよいと考えてください。すなわち、「何か書こうとしても何も浮かばず、今日は書く気分にならない」といった内容だけでも書いておくことです。
「何を書くか」よりも少しでも「何か書く」ということのほうが大切です。飛ばさないで、毎日ダイアリーをつけていくことに意義があるのだと考えてください。
さあ、気を取り直して一行でも何か書いておきましょう。一行一行がうつから立ち直る一歩一歩に変わっていきます。

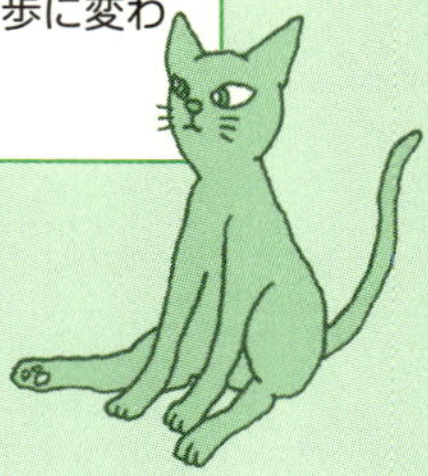

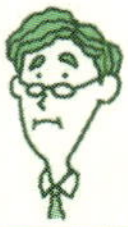

A夫さんの22日目（木）

午前中の会議で情報交換会の報告をした。他の議題が長引いて、時間がなかったため報告する内容は十分ではなかったが、意外にすんなりと終わってしまった。午後は、気分もすっきりして不思議に仕事がはかどった。部下からも「今日は、はりきっていますね」と言われ、自分でもびっくりしている。今日はぐっすり眠れそうだ。

コメント

ちょっとしたことで、このように気分がよくなり仕事がはかどったことは、徐々に回復している証拠でしょう。

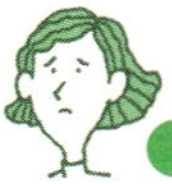

B子さんの23日目（木）

今日は昼休みにメールで、めずらしく私から彼を土曜日のデートに誘った。私のほうから連絡するのは、久しぶりなので彼もびっくりしていた。残念ながら、彼には出張が入っていてお預けになってしまった。その後、急に気持ちが落ちこんで仕事が手につかなくなってしまった。時間だけが過ぎて、帰りに母から頼まれていた小物を買うのも忘れてしまった。こんなことでは、まだまだだめだと悲観的になった。

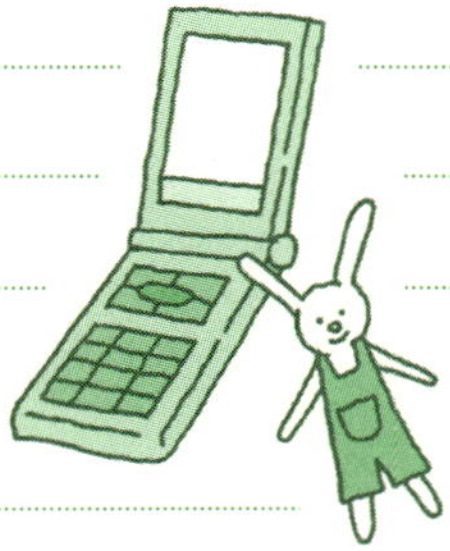

コメント

あまり焦る必要はありません。うつ気分が強いときは、うつうつとして、必要なことにとにかく少しでも手を出してみればよい。

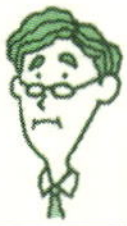

A夫さんの24日目（土）

今朝は休日にはめずらしく、朝８時に目がさめた。それほど気分が悪くなかったので、朝食の前に１時間ほど近くの公園まで散歩に出かけてみた。こんなことをするのは、病気になる前もなかった。案外すがすがしい気分で、公園で遊んでいる子どもたちの姿にしばらく見とれてしまった。これからも、早く目が覚めたら散歩しようと思った。午後からは、近くのデパートまで妻と出かけ、セーターを１つ選んで買った。帰ってからはかなり疲れてしまったが、いろいろできた１日だった。

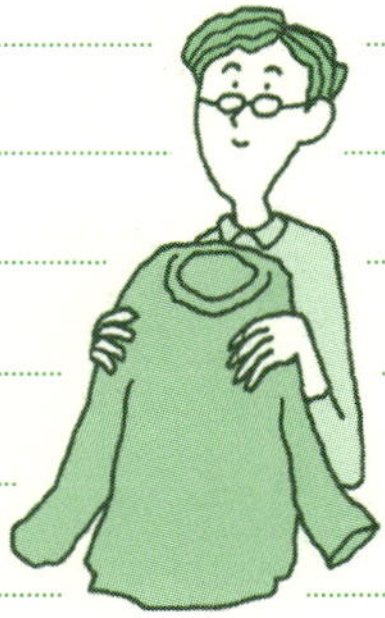

コメント

ここのところ比較的安定した気分の日が多くなってきていますね。抗うつ薬も少し減量することが可能かもしれませんので、次の受診の時に、相談してみましょう。

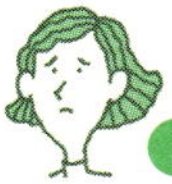

B子さんの25日目 （土）

彼とデートができないので、一人で映画を観に出かけた。寂しいかと思ったが、内容のおもしろさに引きこまれて、十分楽しむことができた。夕方帰った後、母も出かけていて誰もいなかったので、ゴローをつれて散歩に出た。散歩のあと、とくにすることもなかったので、ゴローの観察をした。よく見ていると、あくびを５分に1回ぐらいしている。寝ているかと思うと起きて、思いきり背伸びをしている。意外に暇な人間と似たような行動をしていると、笑えてきた。

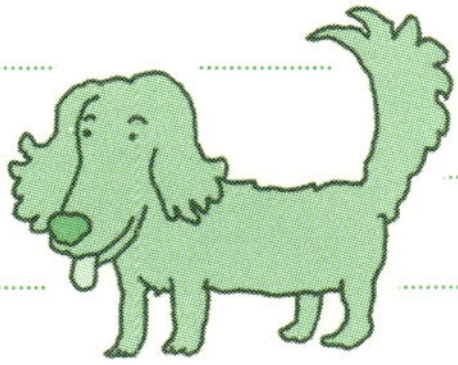

コメント

ときには、今日のようにゆとりを持って過ごす日も必要ですね。

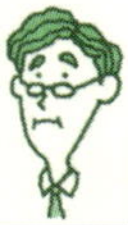

A夫さんの26日目 (月)

月曜日の午前中は、まあぼつぼつできればよいと考えてやるようにしている。それでも、今日は急ぎの書類があり、焦ってどうしてよいかわからず混乱し、いつも頼りにしているS課長に相談した。課長もいやな顔をせず、手伝ってくれたので大変助かった。午後からは、頭の回転もよくなったので、いつものお礼に課長の仕事を少し手伝う余裕ができた。この病気になってから、課長との信頼関係が以前よりずっとよくなったような気がする。

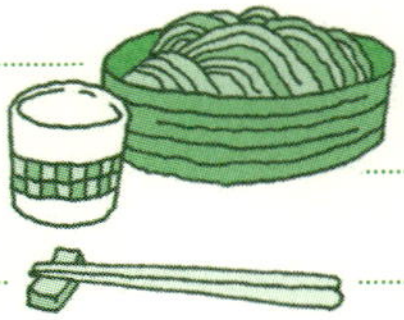

コメント

まだ少しうつ症状としての集中力の低下や焦燥感があるようですが、これも必ずこれから徐々に改善していきます。自分一人で無理に頑張りすぎず、お互いに助け合う関係が築けたことは、病気の再発防止にも役立つとてもよい変化です。

B子さんの27日目 （月）

海外への団体旅行を希望している会社との打ち合わせのため、上司と同行した。前もっていろいろコースなど考えておいたが、思いもよらない質問や希望が出て、うまく答えられなかった。上司がなんとか気に入るような内容変更を提案してくれたので、その場はうまく乗り切れたのだが、かなりつらかった。元気な頃はもう少し頭の回転がよく、答えていたような気がする。帰りに上司に謝ったが、久しぶりの団体旅行の交渉としては、まあまあの出来だったと慰められた。これからこういう機会が増えるはずなので、かなり不安感がつのったが、「おれだって、相手の気に入るような返事ができなくて困ることがよくあるぞ。でも何とかなっていくからさ」という言葉に救われた。

コメント

上司の言うように、誰でもうまくいかないことは、当然あります。不安になったり沈みこんだりしていても、それに流されなければよいのです。

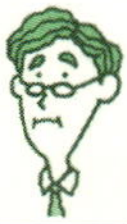

A夫さんの28日目（水）

今日は朝から体がだるく無気力で、何もする気が起きず、書類を少しだけ整理した程度で午前中が過ぎてしまった。午後も会議などとくに大事な用事もなかったため、ぼーっとする時間が多かった。午後６時には仕事を切り上げて、比較的早く帰ったが、夕食後も何もせず早く横になりたい感じであった。横になってテレビで野球観戦をしていたら、ひいきチームのロッテが勝っていたので、少し元気が出て声を出して応援し、妻からうるさいと言われてしまった。

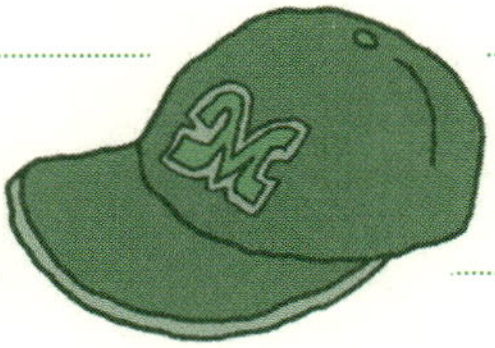

コメント

今日は少しうつが逆戻りしたようですが、夜には野球が応援できており、以前よりずっと回復が早くなっています。あまり心配する必要はありません。

治療に役立つ森田の言葉

事実本位《じじつほんい》

気分本位の行動ではなく、事実に即した行動をとっていくことが大切だという意味です。もう少し具体的にいえば、「気分がいいから、いつもの倍行動したが、疲れてしまって次の日は気分が落ちこみ、まったく何もできなくなってしまった」というような気分による行動ではなく、「気分の良し悪しにかかわらず、必要なことにすっと手を出してやっていくという態度が大切だ」ということになります。

たとえば、「今日は朝から気分がよいので、ふだん午前中は犬の散歩ぐらいなのに、家の大掃除をした。午後からは買い物予定だったが、気分がよいので友人を誘って映画も観に行った。友人と話していたら、だんだんイライラしてきて、途中で買い物もせず帰ってしまった。次の日も、そのことを考えるとゆううつになり、何もしないで1日過ごしてしまった」というような行動は、気分本位の行動といえます。

「きのうは朝から気分がよかった。いつもの犬の散歩をしたあとまだ余裕があったので、台所を少し片づけた。あまり無理をすると疲れるので、気分はよかったが、午後はいつもの買い物をゆっくり楽しむ程度にした。今日は、少し朝からゆううつだったが、いつもの散歩には出かけた。途中で近所の人に会い話しかけられて、返事を返す程度だったが何とか話ができた。午後になってもゆううつ感は続いたが、いつもの習い事にも出かけた」。

このように気分本位で行動していると、気分のよい日はいかにもいろいろできるように思うが、結果的には無理をして落ちこんでしまう。一方、後者のように事実に即した行動をしているとその日に必要な行動がとれるようになるので、結果的に気分の波も少なくなっていきます。

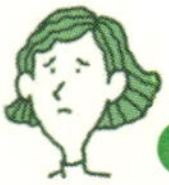

B子さんの29日目（水）

今日は、午後から同じグループの仲間と、この前から検討している企画の細部についていろいろ話し合いをしてまとめることが、スムーズにできた。
これで金曜日の会議で、オーケーが出れば、復帰後初めて私が主体となって計画した案が宣伝されることになる。楽しみでもあり、不安でもある。少しうきうきした気分になり、帰りに同僚と飲みに出かけた。あまり酒に強いほうではないが、今日は楽しく飲め、悪酔いもしなかった。お酒を飲んだため、夕食後の薬をのまなかったが、とくに困るようなことはなかった。

コメント

いろいろなことがうまくいき、よい日でしたね。これからきっと少しずつこんな日が増えてきます。今日はお酒を飲んだので、仕方がないのですが、薬は主治医と相談しながら減量しましょう。

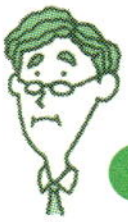

A夫さんの30日目（金）

今週は、もうひとつ気分がよくなかったように思う。今日も朝から仕事に集中できず、どの仕事も中途半端に終わった。午後からは、少し元気が出るかと思ったが、やはり集中力がなく、だらだらと１日が過ぎた。夜、久しぶりに気分転換にベランダに出てみた。快晴なのか星がたくさん出ていて、すっと引きこまれそうな心地よい雰囲気であった。子どもの頃、祖母が星を見ながらいろいろ話をしてくれたことを懐かしく思い出した。明日は休みなので、今は気分も落ち着いているのかもしれない。

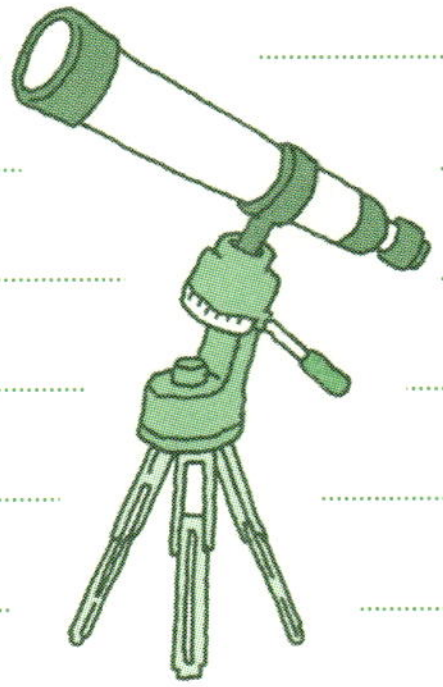

コメント

誰でも気分に波はあります。低調なら低調なりに動ければそれでよし。

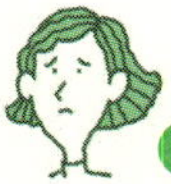

B子さんの31日目（金）

今日の午前の会議で、私の新企画案が、一部訂正のうえで本採用となった。会議後、知らず知らずのうちにうれし涙が出てきた。彼にもメールしたら、喜んでくれた。また、来月の新しい企画にむけて少しエネルギーがわいてきた。しかし、少しほっとしたためか、午後は、ほとんど何もせずにぼーっとしているうちに時間が過ぎてしまった。でもまあ、たまにはこんなふうにゆっくりしてもよいかと思った。家でも、家族から、「顔つきが穏やかになっていて、だいぶよくなってきたのでは」と言われたが、自分としてはまだ十分な実感はない。

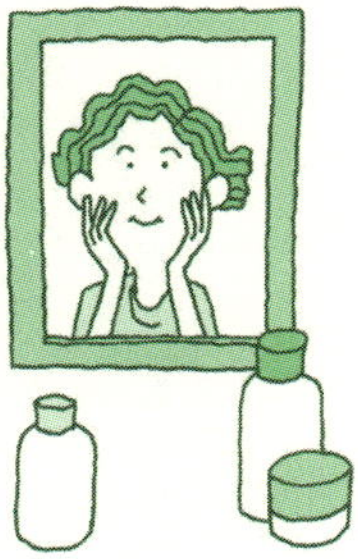

コメント

まわりからもよくなっているように見えるのは、きっと少しずつよい方向に変化しているのでしょう。

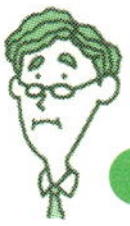

A夫さんの32日目（日）

明日も有休を取って、昨日から妻と温泉に出かけてきた。急に思い立ち、出かけてみてよかったような気がする。仕事のことも忘れ、温泉につかっているとうつ病で悩んでいることがウソのように感じる。妻の作った食事がまずいわけではないが、こういうところで食べると、食事までおいしく感じる。うつがひどい頃は、旅行になどまったく出かける気にならなかった。今回は、楽しいと感じられるので、きっとよくなってきているのだろう。

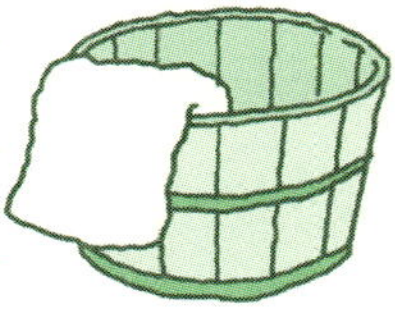

コメント

ときどきは、このように日常生活を離れることも、病気をよくするうえで役に立ちます。これからも、１ヵ月か２ヵ月に１回ぐらいは気軽に出かけてみましょう。

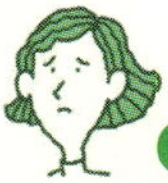

B子さんの33日目 （日）

高校時代の同窓会が５年ぶりにあった。出席と返事を出していたが、いざとなるとどうしようかと迷ってしまった。でも、出てみようという気持ちになり、行ってみたら案外すぐみんなとうち解けて、楽しい会話ができた。クラスの３分の２ぐらいが集まったが、みんな懐かしい顔ばかりだった。話しているあいだは、高校に戻ったような錯覚さえ感じた。普通にしていたつもりだったけれど、テニス部で親友だったＣちゃんからは、「ちょっと元気ないね」と言われた。まだ、昔の負けず嫌いで元気な自分に戻っていないのかと少し暗くなってしまった。次は、２年後に開くことになったが、高校ではクラス委員をやっていたので、幹事を頼まれたが、まだ自信がなくて断ってしまった。

コメント

無理をして幹事を引き受けるよりは、参加するだけでよいでしょう。次の会の頃には、きっと幹事もできるようになっているはずです。

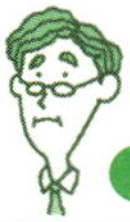

A夫さんの34日目（火）

久しぶりの出勤だが、案外旅行の疲れもなく元気に出かけられた。昨日は有給で休んだので、午前中仕事がたまっていたが、あまり焦りもなく片づけることができた。午後からも会議があり、忙しく１日が過ぎた。そのわりには元気で、夜は妻が疲れていたので、食事の後片づけを手伝った。いつもはほとんど手伝わないので、妻から「今日はどうしたの」と気味悪がられてしまった。

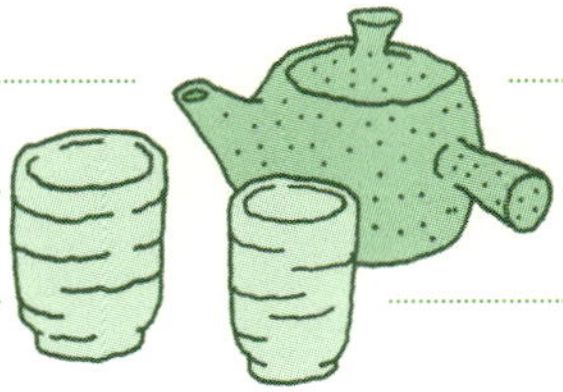

コメント

気持ちにゆとりが出てきていて、大変よい傾向です。何でも気軽に行動できるようになればしめたものです。

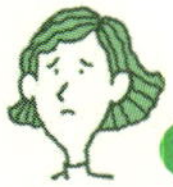

B子さんの35日目（火）

だいぶ元気になったので、もう仕事は順調にできるかと思っていたが、今週は調子が出ない。また新しい企画を考えようと、他社のパンフレットや旅行先の詳しい本をながめていても、いいアイデアが浮かばない。仕方がないので、事務的な仕事を先に片づけてはいるが、普通しないような簡単なミスをして、上司からどなられてしまった。家に帰ってからは、気分転換に好きな映画のブログを２～３ヵ所ながめ、次に観にいく映画のことを考えていたら、少し気持ちが軽くなった。

コメント

うつの波はくり返し来るものです。今回のように、ブログを見たり、いろいろなことをして、気分をうまく切り替えていくことはとてもよいことです。

ダイアリーがうまく進んでいないと感じたとき

A夫さんやB子さんのダイアリーと比較して、同じように必ずしもうまく進んでいないと感じることがあるかもしれません。人それぞれ進み具合は、当然違います。はじめは、ほとんど書けなくても、途中からスムーズに書けるようになる人もいます。また、はじめはこの二人より前向きによく動けるようなダイアリーが書けていても、途中から書く内容が否定的になったりすることもあります。

このように、この二人と比べて一喜一憂する必要はありません。自分のペースで、そのまま少しでも書き続けることが大切です。

うまく進んでいないと感じたら、もう一度、「森田療法的な考え方」（14ページ）と「書くことが思い浮かばないときのヒント」（17ページ）を読み直してみましょう。きっとマンネリ化を防いだり、次へ進むためのよい刺激として役に立ちます。

治療に役立つ森田の言葉

臨機応変《りんきおうへん》に対処する

何かをする場合に、こうしなければならないと考えても、日常では必ずしもそのようにうまくはいかないことが多いものです。そんなときに、できないにもかかわらず無理に頑張りつづけたり、逆に、すぐあきらめたりする必要はありません。その場に応じて工夫して対処すれば、道は開けるというものです。

たとえば、今日中に庭の手入れをしようと思っていたのに、午後急なお客さんが来て時間が過ぎ、帰ったあとは雷雨となって、手入れが途中までしかできない状況になったとします。そんなときは「ああ、いやになっちゃった。私は運が悪い」と思うかもしれません。でも、そこで何もせずにぼーっとしていると、だんだんゆううつになってしまいます。そういう場合には、気持ちを切り替えて、明日やる予定にしていた仕事（たとえば洋服の整理）に手をつけてみます。その結果、庭の手入れはできていませんが、明日やる仕事（洋服の整理）が1日早くできました。こんなふうに、そのときそのときの状況に応じて、臨機応変に行動を変えることができれば、ストレスのたまらない充実した日々が送れます。

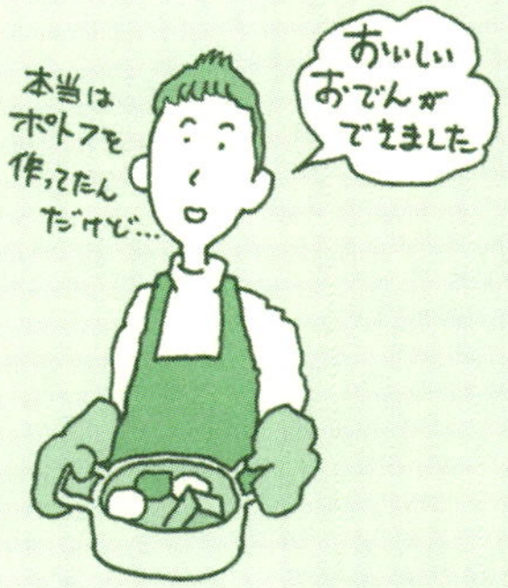
本当は
ポトフを
作ってたん
だけど…
おいしい
おでんが
できました

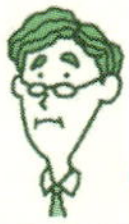

A夫さんの36日目（木）

部下の取り扱っている商品の納入の件でトラブルがあった。納入先が、きちんと期日を決めていなかったのに、今日までに当然納入されると思いこんでいて、明日までに間に合わなければ、取引を止めると強引な言い方をされた。そこで、部下と取引先の担当者との間で喧嘩状態となった。私と課長が謝りに行き、何とか取引は続くことになった。非常に疲れ、夕食もほとんど食べられなかった。うつがまた逆戻りしそうだ。

コメント

仕事をしていれば、こういう日もあります。ゆっくり休み、早く気分を切り替えてゆけば、逆戻りすることはありません。

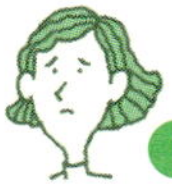

B子さんの37日目 （木）

今日は、某大手メーカーの永年勤続者の海外旅行の相談のために出張した。上司ではなく、気が合うとはいえ部下とだったので、かなり不安で気も重かった。前もって厳しい条件を出されていたが、何とかそれに合うような案を３つほど提案した。２時間ほどの話し合いで、その中の１つの案を気に入ってもらい、金額的にもなんとか折り合うことができ、ほっとした。会社へ帰ったらどっと疲れて、久しぶりに急に胃が痛くなった。こんなに疲れるようでは、まだまだかなと思ってしまう。

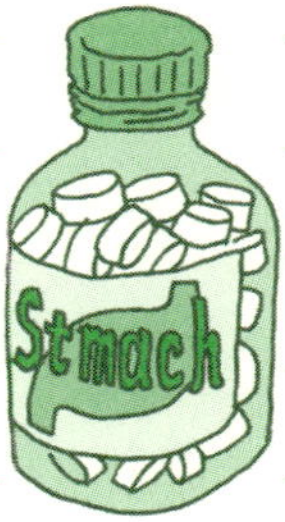

コメント

たしかに、疲れたり胃が痛くなったりするのは、まだ完全ではないのでしょうが、上司なしで何とかこなせた点は、前より進歩していると考えましょう。

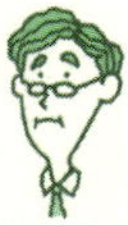

A夫さんの38日目（土）

今週は、仕事のトラブルなどもあり、少し疲れたが、今日は気分よく起きた。午前中は久しぶりに庭の手入れでもしてみようと思い、草取りをした。いつもは妻がやっているが、今日は妻は友人と日帰り旅行に出かけた。

休みに一人だと寂しい感じもするが、たまにはよいかもしれない。ホームセンターまで出かけ、花の苗も買ってきて植えたが、帰ってきた妻から「あの場所は別の花の苗を植える予定だったのに」と半分笑いながらしかられてしまった。お昼の薬をのみ忘れてしまったが、とくに困ることもなかった。

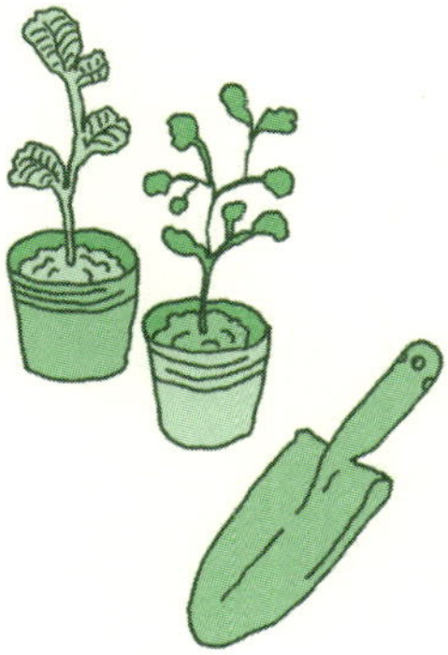

コメント

庭の手入れをして、ホームセンターへも出かけたりと、また新しい自然の動きができていて、順調に回復しています。

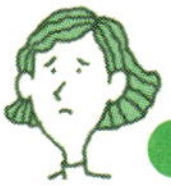

B子さんの39日目（土）

彼と浜名湖までドライブに行ってきた。私はまだ薬をのんでいるのでほとんど彼が運転した。私も、好きな運転をしたいが、主治医から長距離の運転は止められているので仕方がない。薬のほうは、今は朝だけ服用の２錠に減っているので、もう少しの辛抱かもしれない。天気もよく、風は少し冷たかったが、気持ちがよかった。釣り竿を借りて堤防から釣りもした。小さなメバルやヒイラギという魚（本当かどうかはわからないが、彼がそう言っていた）が釣れて、なかなか面白かった。常連の人が、黒鯛を釣り上げていて、こんな浅い所でもつれるのかとびっくりした。帰ったら、９時過ぎになり、かなり疲れてしまった。

コメント

休日を十分楽しめるようになってきましたね。今夜はゆっくり休み、明日も楽しみましょう。

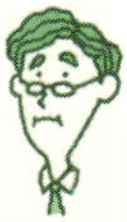

A夫さんの40日目 （月）

月曜日のわりには、仕事も朝から普通にできたような気がする。部長とも相談し、今まで配慮してもらっていた仕事量を普通に戻してもらうことになった。頼りにしているＳ課長も喜んでくれて、困ったことはいつでも手伝うと言ってくれた。あまり一人で無理をせず、課長をはじめ部下にできることはできるだけまかせてやっていこうと思う。さっそく今日は、１時間ほど残業をしたが、疲労感はそれほど感じなかった。

コメント

仕事量が、普通の状態へ戻すことができたことで、また一歩前進しましたね。しかし、あまり気負わず、今日のように疲れが残らない程度にやってゆきましょう。

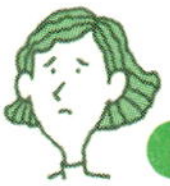

B子さんの41日目 （月）

月曜日は、とくに朝の気分がよくないが、今日はめずらしくすっきり起きられた。仕事では、新しい企画のアイデアが２つほど浮かび、少し具体化することができた。午後からは、上司と団体旅行の営業に出かけた。４ヵ所まわり、２ヵ所でよい返事をもらうことができた。今日はどこでも私が中心となって話をしたが、大きなミスもなくできた。さすがに疲れはしたが、充実感のある１日だった。

コメント

充実感が感じられるようになったことは、かなりよくなってきていると考えていいでしょう。大変よい傾向です。

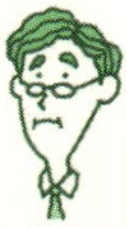

A夫さんの42日目 （水）

主治医と相談し、薬はさらに減量し、朝1回の服用になった。早く止めたいと思っていたので、よくなっていることが実感できてかなりうれしかった。しかし、いざ家に帰って夜にのむ薬がないと、明日から大丈夫かと少し不安になった。妻から、「もう元気に働けているから、そんなに気にする必要はない」と言われ、それもそうだなと思い、なんとなく安心した。

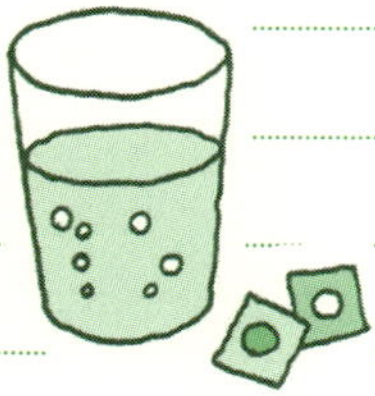

コメント

減薬するときは、誰でも少しは不安になり、人によっては2～3日は、調子が悪くなったりもしますが、それは一時的なものですのでとくに心配ありません。

治療に役立つ森田の言葉

今に生きる

過去のことや将来を考えて、不安になったり、ゆううつになったりして、くよくよ思い悩むのではなく、今、目の前のことにすっと手を出す態度で生活することが大切だという意味です。そんな生活態度でいれば、ゆううつとかゆううつでないとかいうことは、ほとんど問題にならなくなっていきます。

たとえば会社へ戻ってからも、まだ病気になる前のようには、てきぱきと仕事ができない状態があったとします。それを帰ってきてからもくよくよと悩んで何もしないでいると、食事もあまりおいしくなく、寝つきも悪くなってしまいます。悩んでいても仕方がないと割り切り、友人にメールを送ったり、いつも見ているドラマを見たりと、さっとその場の中へ入っていく態度を続けてみる。そうすると、いつの間にか気分にとらわれない生活が身につき、食事や睡眠も比較的ふだんと変わりなくとれるようになります。

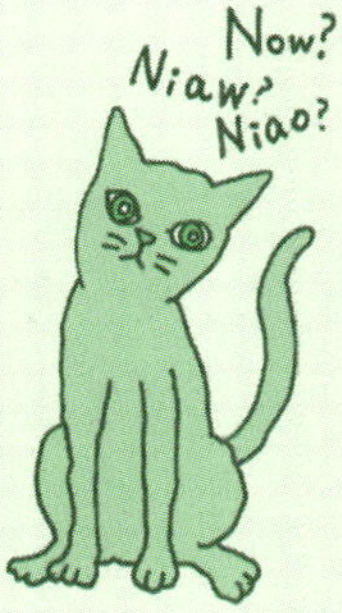

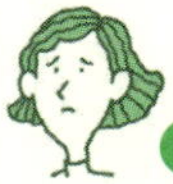

B子さんの43日目（水）

夜少し遅くなったが、企画グループの仲間３人と久しぶりに飲みに出かけた。私が少しずつ明るく元気になっていることを、みんな喜んでくれた。以前、休養に入る前の調子がかなり悪いときに、いろいろ手伝ってくれたこの３人にはとくに感謝している。調子の悪いときは、仲のよい仲間の顔さえ見るのが怖かった。以前のように仲間と競争しようというよりは、お互いに助け合って頑張りたいというような気持ちに最近は変わってきている。今日も仲間から、顔が優しくなったと言われた。病気になって、少しおおらかになったのかもしれない。

コメント

こういう病気を体験すると、弱い者の立場もわかるようになり、気持ちにゆとりができ、ひとまわり大きくなれることが多いものです。

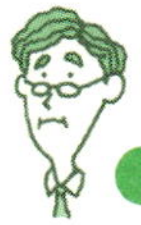

A夫さんの44日目（金）

今日は久しぶりに東京の本社へ一人で出張した。夕べは緊張して少し眠れなかったが、会議での集中力はまずまずだった。必要なことは連絡でき、重要事項も聞き漏らさなかった。ただ、また新しいプロジェクトが始まることになったので、これからが大変かもしれない。帰りの新幹線では、少しゆううつになったが、一人でくよくよ考えず、明日また部長とよく相談しようと気分を切り替えたら少し楽になった。

コメント

集中力も少しずつ出てきていて、いい傾向です。考えこまず気分の切り替えもうまくできており、順調ですね。

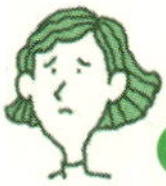

B子さんの45日目（金）

今日は、打ち合わせのことで頭がいっぱいだったためか、朝の薬をのみ忘れてしまっていた。昼頃になってそれに気がついたが、とくに調子が悪くないので、そのまま服用しないで様子を見ることにした。午後会議があったが、必要な意見もきちんと発言でき、なんらの影響も感じず、スムーズに仕事ができた。

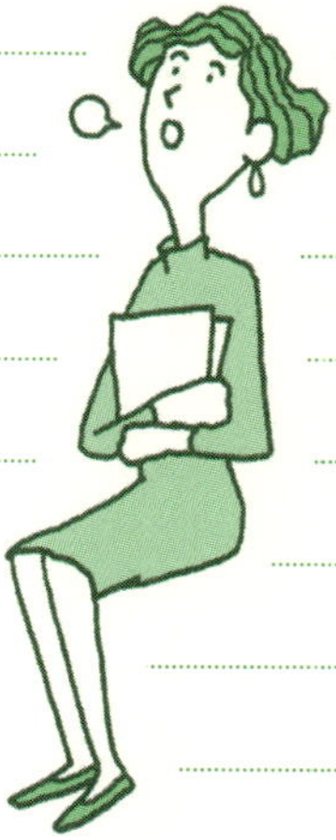

コメント

薬をのみ忘れてもあまり変化がなかったのは、確実によくなってきたからでしょう。

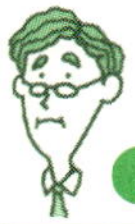

A夫さんの46日目 （日）

昨日妻につきあってデパートへ買い物に出かけた疲れから、朝は１０時にやっと起きた。しばらくは、ぼーっとした感じで、あまり何もやる気が起きなかった。夕方になって、少し庭の手入れをした。夕食後は、テレビで野球観戦をしていたが、明日から始まる新しい仕事のことが浮かんできて少しゆううつになり、もうひとつ気分がよくなかった。

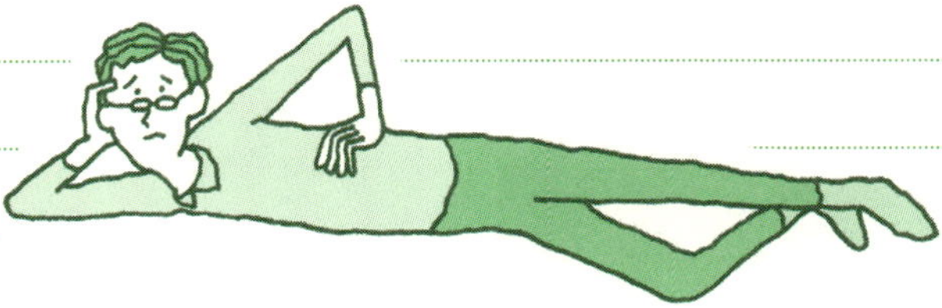

コメント

疲れたり、何か変化があるときは、少し不安定になることがよくあります。あまり病気と関連づけないで、軽く受け流しておきましょう。

B子さんの47日目（日）

テニスを再開して、今日で３回目になる。他のクラブとの練習試合があった。私も出ることになったが、かなり緊張して実力が出ず、負けてしまった。始めてみると思いのほか善戦し、いいところまでいっていたので、久しぶりに悔しいという思いが出てきた。また次の機会には頑張りたい。終わってからの懇親会で、対戦相手と話すことができた。私より２歳年上で、もう５年もやっている人であった。私は、途中のブランクもあり、合計しても３年ぐらいだから、よくやったと自分をほめておくことにした。

コメント

趣味にもかなり熱中できるようになっているようですね。このように没頭できるものが増えてくれば、うつの出口が近くなっていると考えていいでしょう。

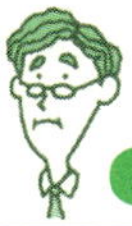

A夫さんの48日目 （火）

新しいプロジェクトの仕事が始まって、忙しくなったが、課内に活気が出てきてなかなかいい雰囲気になっている。私も他課との打ち合わせに忙しく、１日があっという間に過ぎてしまった。２時間ほど帰りが遅くなったがそれほど疲れを感じなかった。あまり調子に乗らず、睡眠はしっかりとるように心がけたい。だいぶ昔の自分に戻ってきたような気がする。

コメント

動きがよい日が増えてきていますね。いくら忙しくても、無理をしないように、余裕を持つことを忘れないでください。

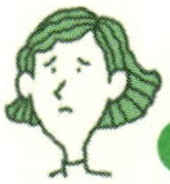

B子さんの49日目（火）

今日のように仕事があまりない日は、かえってすべてが面倒な気分になる。さらに悪いことに、同僚や部下は、今日にかぎって出張がほとんどで、会社にはあまり人が残っていない。新しい企画のことなどを考えればよいのだが、手がつかないまま時間が過ぎた。このままではいけないと思い、以前より訪問を考えていた某団体の責任者にお昼前に連絡をとり、午後訪問するアポを取ることができた。午後からは、自分でも不思議なぐらい動きが機敏になり、必要なパンフレットなどを十分用意して会うことができた。今回は、話は残念ながらまとまらなかったが、落ちこむこともなかった。

コメント

以前に比べ、うつ気分があっても前向きの行動への切り替えが早くなっていてよし。

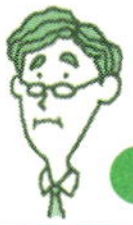

A夫さんの50日目 （木）

今朝は、もう少しで薬をのみ忘れるところだった。妻に言われて気づいた。このダイアリーをつけはじめたころは、薬は絶対忘れるようなことはなかったので、かなりよくなっていることが実感できる。仕事では、新しいプロジェクトに関して、他課との意見の違いからトラブルがいろいろあったが、それほど気分は落ちこまず、前向きに考えられるようになった。

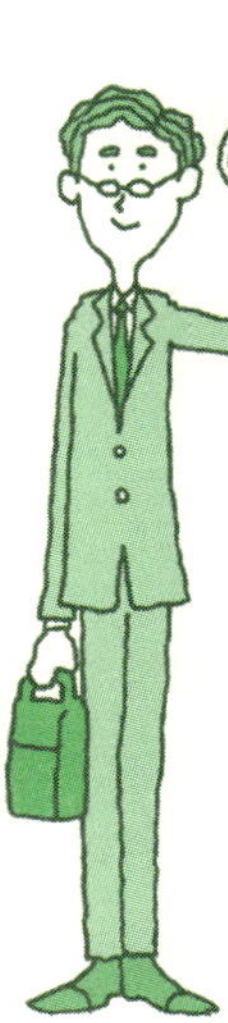

コメント

薬を忘れそうになったことは、それだけ薬の必要性がない証拠です。そろそろ主治医と薬の終了時期について相談してみてください。

4. ダイアリーを終える

もう薬もほとんど必要がなくなり、ダイアリーをつける必要性も感じなくなれば、**森田式ダイアリーの終結の時期**です。その頃には、病前とは少し違い、ものの見方の幅が広がり、ゆとりがあって、生き生きとしたあなたが戻っているはずです。

このような状態になるとダイアリーを終えてもよい時期だといえます。病状にもよりますが、ふつうはダイアリーをつけはじめてから早くて３ヵ月、遅くて４～５ヵ月ぐらいが目安でしょう。

具体的には、ダイアリーの終結は次のようなことを指標に考えてみましょう。次の**10項目のうち、７つ以上**が当てはまれば、そろそろやめてもよいでしょう。

①朝はすっきり起きられ、気分が悪くない。
②頭は、比較的すっきりしている。
③休日は、どこかに出かけたり、何かをしようという気持ちがある。
④夜はよく眠れる。
⑤家族や友人、同僚から「昔のように元気になったね」と言われる。
⑥病気になる前にやっていたこと（趣味やスポーツなど）ができる。
⑦体調がよく、食欲も普通にある。
⑧テレビドラマや映画、音楽などが楽しめる。
⑨仕事や家事、勉強がもとのようにスムーズにできるようになる。
⑩無理をしなければ、疲労感や倦怠感を感じることはない。

ここでは、A夫さん（84日目から86日目）と、B子さん（105日目から107日目）の終結時のダイアリーを見てみましょう。

あなたも薬をのまなくなり、これと似たような内容のダイアリーをつけられるようになれば、もう終結の時期と考えてください。

今後、うつ的な気分にまた陥ることがあったときは、きっとこの森田式ダイアリーが役に立ちます。どこかに大事にしまっておいてください。

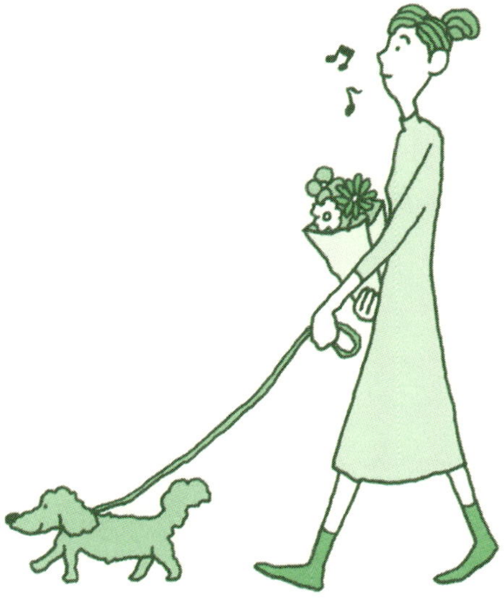

A夫さんの84日目

主治医と相談し、３週間前から薬をまったくのんでいないが、とくに変化もない。毎日の仕事も病気になる前と同じぐらいできているような気がする。ただ、以前は、部下のやった書類が100％でないとすぐ自分で手直ししていたが、部下と一緒に考えてお互いに納得できる形でまとめるようになった。余分に時間がかかってしまうが、部下とのコミニケーションがよくなり、最近は仕事がやりやすくなった気がする。寝つきが少し悪いが「まあ、こんなものか」と思っている。

コメント

いろんな面で、余裕が感じられ大変よい傾向です。自分にゆとりができるとまわりの人との関係もこのようによくなるものです。

A夫さんの85日目

今日は妻とコンサートに出かけた。病気がひどいときはまったく行く気にならなかったが、今回はＮ響のブラームス１番を聴いた。久しぶりに感動し、拍手も自然にいつまでもしていたい気分になった。機会があれば何度でも聴きたい気がした。コンサートのあともすぐに帰らず、喫茶店で少しお茶を飲み、余韻を味わってから帰った。こんな行動もできるようになって、自分でも変わってきていると実感できる。

コメント

何にでも興味が出て、行動がスムーズにできていて順調です。

A夫さんの86日目

最近仕事が忙しくなってきていて、どうしても８時前に終わることができない日がたびたびある。今日も急いで、やっと９時頃終わった。他のスタッフもかなり疲れているようだ。また、うつに戻らないように、家には仕事を持ち帰らないようにしている。そのためか、忙しいわりには次の日に疲れが残ってはいない。妻からは、もう少し早く帰るようにいつも言われてしまうので、これからはもっと要領よく仕事を片づけて早く帰るようにしたい。でも、こんなことで悩めるようになったのは、健康になった証拠かもしれない。

コメント

忙しいなかでも、うつ気分にならず仕事ができるようになっていて、もう十分回復しています。頑張りすぎないよう少しブレーキをかけながら毎日を過ごせば、もう二度とうつには陥らないでしょう。

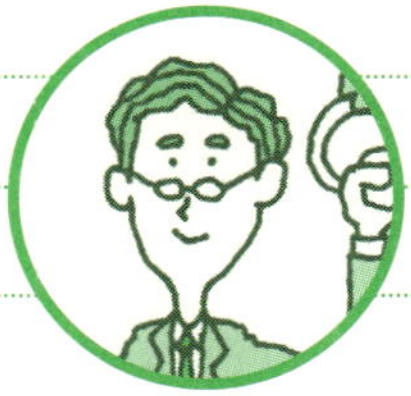

B子さんのダイアリーの終わり

B子さんは、65日目には、主治医と相談のうえで薬の服用をやめました。また、73日目には、病気になる前と同じ立場の主任に戻りました。

B子さんの108日目

このダイアリーをつけはじめて、もう3ヵ月以上になる。最近は、薬をのんでいないこともあって、たまにこのダイアリーを書くことを忘れかけることもある。今日は、気むずかしいお客さんの相手をまかされ、なかなか大変だった。でも、何とか根気強く粘って、最後にはオーダーメイドを取り入れた海外旅行の私案を受け入れてもらった。上司がかなり手こずっていたお客さんだったので、成立した喜びは倍加した。

コメント

ダイアリーを書くのを忘れかけているのは、病気を忘れかけているようなものです。また、粘りが出てきたことは、心身のエネルギーが充実してきた証拠です。

B子さんの109日目

ダックスのゴローが、朝から下痢と嘔吐をしていた。昨日の散歩のとき、何か変なものを拾い食いしたかもしれない。元気がないので、獣医さんに連れていった。「一時的なもので大したことはない」と言われほっとした。うつの病気になった頃は、ゴローには申し訳ないが、まとわりつかれるといやで仕方がなかったが、今は大切な存在である。午後になり、ゴローは少し元気になったので、父にまかせ、母とデパートへ買い物に出かけた。最近は、私のほうが買い物に夢中になり、母が疲れて「もういい加減にして」と言われることが多くなった。今日は、適当なところで買い物はやめ、近くのホテルのラウンジで、前から食べたかったケーキを食べてから帰った。

コメント

犬に対する気持ちの変化、買い物での元気な行動など、ほとんど普通の健康な状態になっていますね。

B子さんの110日目

彼と大好きな映画を観にいった。映画は思ったとおり、感動的で涙が出てきてしまった。映画のあと、ゆっくりと食事をした。彼から「以前プロポーズをしたが、病気で延び延びになっていた返事がほしい」と言われた。もう元気になってきたと自覚もできてきたので、受けることにした。でも、仕事も楽しくなってきたので、もう２年は自由にさせてもらうことにした。このダイアリーをつけていたことで、なんとなく自分がひとまわり大きくなったような気がする。

コメント

今は、いろいろ充実してきていて、大変よい状態ですね。もう、うつからは卒業したと考えていいでしょう。

森田療法はどんな治療法？

森田療法の治療の前提と理論

森田療法は、精神科医の森田正馬《まさたけ》が、神経質（神経質症）の患者の治療法として開発したものです。

入院治療がもともとの治療法で、薬も原則として使いません。

森田は、この神経質について次のように述べています。「神経質は、自己保存の欲望が強く、自己内省傾向が人一倍強い。その結果、理知的ではあるが自己中心的となり、物事に執着しやすい。いろいろなことを気にやみやすく、劣等感も強い」。

そして、神経質症は、神経質素質（ちょっとした心身の変化を人一倍気にする性格）と病因（動悸、めまい、倦怠感など）が組み合わさって発症すると考えました。

発症は、大きく次のような原理で説明されます。

①ヒポコンドリー性（心気的傾向）

自分にとって不快なこと、死や病気に対して必要以上に気にやみ、取り越し苦労する心情をいいます。

②精神交互作用

自分の体や心の不調に注意すればするほど、その感覚はとぎすまされます。この過度な注意と感覚が相互に作用しあうと、１つの症状が形成されます。

③思想の矛盾

こうでなくてはいけないという強い信念を持っていても、実際には思いどおりにはいきません。このように、完全欲が強いため、理想や高い要求水準と現実とのギャップのために苦しむ状況をいいます。

④生の欲望

人は誰しもよりよく生きたい、病気にはなりたくない、人に認められたいなどの精神的エネルギーを持っています。これを森田は、「生の欲望」と表現しました。この生の欲望が人一倍強い人が、一度体調の不調に注意が向くと恐怖となり、ひどい場合は死の恐怖となります。欲望と恐怖の調和が崩れ、精神的エネルギーが過度に恐怖の方向に向くと症状としてあらわれます。

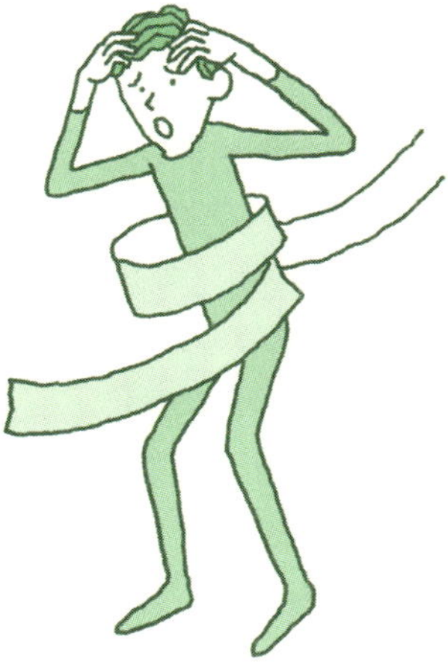

森田療法の治療の実際

1　入院森田療法について

原則として薬を使わず、症状と向かい合い、作業を通じて陶冶していく治療法で、禅の思想も応用されています。病院には、病棟以外に、治療の場としての庭や畑、作業場が設けてあります（病院により作業内容は異なります）。

①臥褥《がじょく》——約１週間

この期間は、部屋の中で無言で寝ているように指示されます。読書、ラジオ、歌を歌うなどの気分転換は禁止。起きるのは、トイレ、食事、洗面、入浴のときだけです。医師の回診は、１日１回で、１～２分間簡単に様子を聞くだけです。自分の症状や不安と直面することになり、はじめは苦しいですが、しだいに放っておくしかないという心境に変化します。終わりの頃には、退屈でたまらなくなり、症状はどうでもよいから早く起きて何かしたいという心境になっていきます。

②作業期前期——約４週間

朝、決められた時刻に起き、作業をします。はじめの１～２日は庭の観察（草花や鳥、皆の作業状況などの観察）をします。その後作業にはいりますが、作業以外に、日記指導や随時に講話などの集団会も行われます。作業は、目についた草とり、落ち葉拾いなどから始めます。ほかの患者との無駄話や院外への外出は禁止です。苦しくても自室にこもらず、作業をするように指示されます。医師は、患者が何らかの仕事をしているときは、励ましの声をかけ、病状を訴えたときは、知らぬふりをして答えません（これを**不問療法**といいます）。

Check!
作業は、いわゆる作業療法のように、命令されて決まったものをやるのではなく、自主的に、自分で探しながらすることが森田療法の作業の特徴です。

このような共同生活をくり返すうちに、仕事に没頭していれば意外に症状を忘れてしまっていることを体験的に自覚できるようになります。

③作業期後期——４～10週間

作業の範囲が広がります。入院患者の買い物のために外出したり、作業の班長、集会の幹事役などもします。病院の一員としての自覚が深まり、自発的に作業に没頭する体験が増えてきます。症状へ向かっていた即我的な態度（気分本位の態度）が、健康的な疲労感や充実感を味わうことで、即物的な態度（事実本位の態度）に変容していきます。退院が近くなれば、病院から学校や会社への外出が許可されます。

④退院

毎日の生活態度が、事実本意で積極的な生活ができていると指導医師が認めた場合に、退院となります。早くて２ヵ月、遅くて６ヵ月ぐらいの時期になります。

2　外来森田療法について

外来森田療法では、実際の患者の行動を観察できないので、面接や日記から間接的に知りうる情報を通じて指導します。入院療法と同様に、症状にとらわれ、振り回されている生活から、症状はそのまま受け入れ、事実本意で、積極的な生活態度が身につくように指導します。外来での面接時間は短いので、入院の場合より日記指導がかなり重要になります。

3　森田療法の適応拡大

自分をおおらかに受け入れて、そんな状況の中でも今できることに目を向けるという森田の生活観が、いろいろな病気に役立つことがわかってきています。とくに慢性の疼痛疾患や、末期や不治の疾患（末期ガン、重症の膠原病《こうげんびょう》など死と直面が必要な病気）、アルコール依存の不安や抑うつからの立ち直り、などに応用されています。

この本も、長引く軽症うつ病に森田療法の考え方を活用して、自学自習により立ち直ることが可能となるように工夫したものです。

Check!
森田療法そのものや森田療法の応用についてさらに詳しく知りたい方は、巻末に森田療法に関する本を何冊か取り上げましたので、それらを参考にしてください。

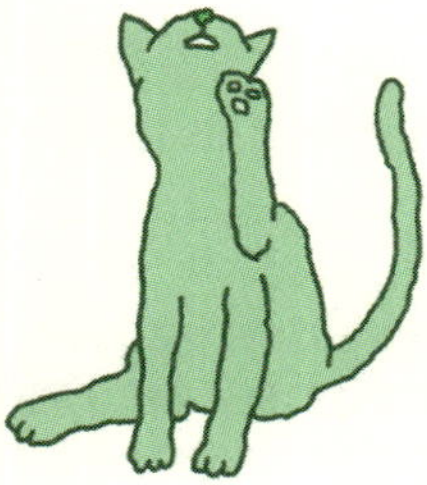

Part 3
森田式ダイアリーの応用

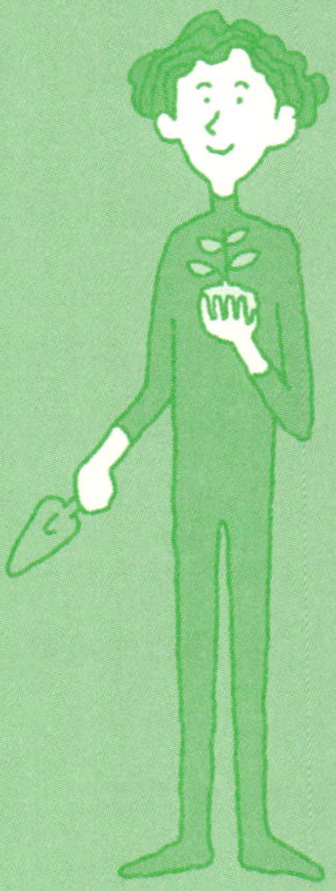

1. 森田式ダイアリーはどのような症状に適しているか

軽症うつ病でもいろいろな症状が出ます。そこで、ここでは森田式ダイアリーが適応できるような、いろいろな症例を具体的に例示しておきます。

ただし、ここに登場する人物と内容は、すべて私の創作で、実在する人物ではありません。

不眠——朝早く目が覚め、熟睡感がない

Ｃさん（38歳、男性、銀行員）は、２年半ほど前から眠りが浅くなり、朝５時には目が覚めるようになりました。また、夜中に目が覚めるとその後寝つけなくなり困ることも多くなりました。朝は、７時に起きれば仕事に間に合うので、ベッドでうつらうつらしているような状態が続いていました。目覚めたあとも気分が悪く、何となく起きあがるのも面倒な感じでした。

詳しい状況を聞くと、４年前に主任に抜擢され、徐々に仕事量が増えた上に、部下の仕事の相談もしなくてはいけなくなり、いつも帰りが10時過ぎになることが多くなっていました。また、家庭では、子どもが２人いて、下の子はまだ３歳で、子どもの世話を手伝う必要があり、気分が休まるところがなくなっていました。神経科では軽症うつ病に伴う不眠と診断され、２年前から薬物療法を受け、かなり症状は軽くなっていますが、まだ寝る前の睡眠薬と抗うつ薬が止められない状態が続いています。

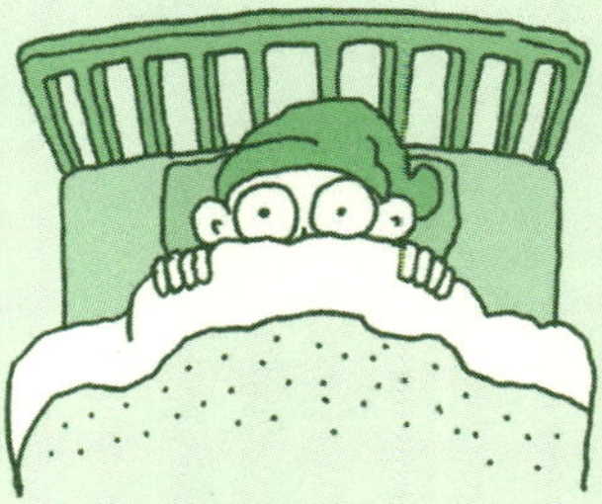

頭痛──頭が重く、鍋をかぶったようでつらい

Ｄさん（29歳、女性、デパート勤務）は、３年ほど前に配置転換で、化粧品売場に配属されました。もともと化粧品売場には興味があり、はじめは意欲的に仕事に取り組んでいました。しかし、上司の女性店員が大変厳しく、いくら頑張ってもほめてもらえず、だんだんやる気がなくなり、２年ほど前より、仕事中に頭が重くなるようになりました。もともと頭痛持ちではなく、市販の頭痛薬をのんでもあまり効果はありませんでした。そのうち重い鍋をかぶったような感じになり、仕事にも支障が生じるようになったので、脳に異常があるのではないかと思い、神経内科を受診しました。しかし、検査では異常はなく、うつ病から来ていると言われ、抗うつ薬を投与されました。３ヵ月ほど仕事を休んだことで、ある程度改善しましたが、仕事に復帰後も上司の顔を見ると頭重感がひどくなり、薬を止められない状態が続いています。

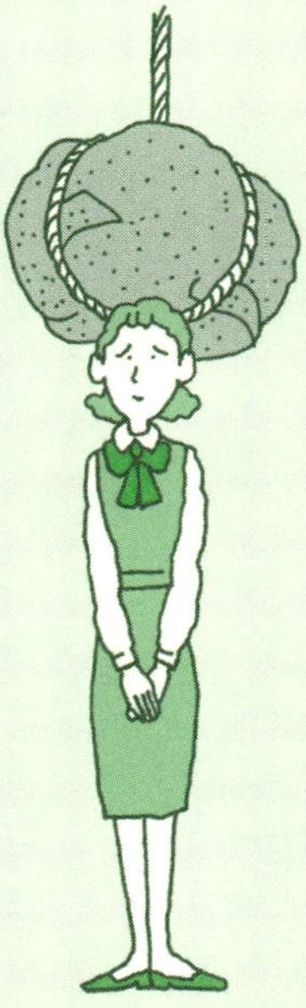

便秘——毎日出るが、いつも少ししか出ず、すっきりしない

Eさん（62歳、主婦）は、もともと便秘症でしたが、便秘薬をのめばとくに困ることはありませんでした。しかし、4年ぐらい前から便秘薬をのんでもすっきり出ず、2～3回に分けて出るうえに、いつも残便感を感じるようになりました。そこで、2年前に胃腸科で大腸の検査を受けましたが、異常はなく様子を見るようにと言われました。別の医者に相談したところ、軽いうつ病からきていると診断されました。よく考えると、調子が悪くなった頃からテレビを見ていてもおもしろくないし、家事もおっくうで、友達から旅行に誘われても断ることが多くなっていました。抗うつ薬による治療でおっくうさはとれ、家事は普通にできるようになりました。しかし、1年半薬をのみ続けているのに、何をしていてもあまり面白くなく、便通もすっきりしません。

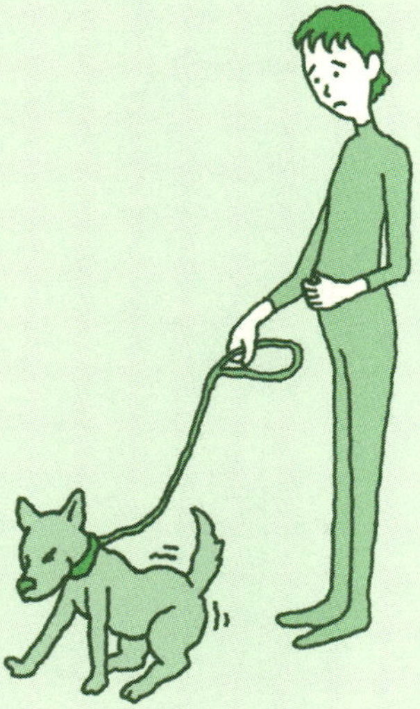

腰痛——整形外科的には異常がないのにつらい

Ｆさん（45歳、男性、公務員）は、10年ほど前に腰椎椎間板ヘルニアで、治療を受けたことがありました。３年前に腰が重くなり、また再発したのかと思って整形外科を受診しました。しかし、とくに問題はなくそのまま鎮痛剤で様子を見るように言われました。しかし、痛みは増して仕事にも支障が出るようになったため、別の整形外科でもう一度検査を受けました。この病院でも異常はなく、身体表現性障害の疑いがあると言われ、心療内科へ行くように勧められました。半信半疑で心療内科を受診し、問診や心理テストの結果、軽いうつ病と診断され、抗うつ薬の服用を指示されました。２ヵ月ぐらいで腰痛は半減しましたが、その後、服用量を増やしても改善が見られないまま２年以上たっています。

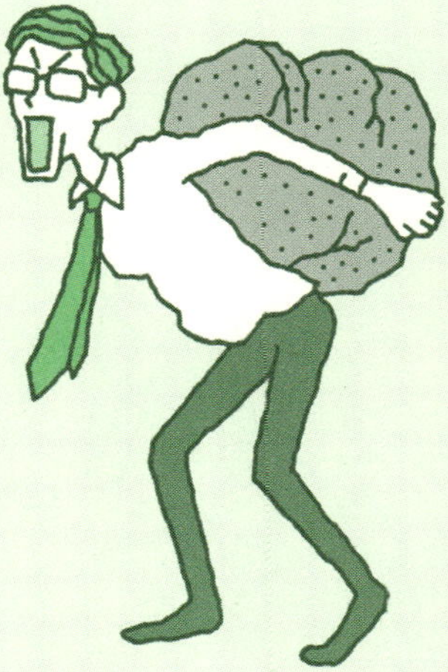

食欲不振——内科的検査で異常がないのに食べたくない

Ｇさん（32歳、女性、美容師）は、新しく開店した店長に３年半前に抜擢されました。使われていた立場から、急に３人ほど若い美容師を使う立場となり、心身共に疲れがたまるようになりました。それでも半年間は何とか頑張りましたが、その後食欲がなくなり、何を食べてもおいしと感じることがなくなりました。近くの内科で検査を受けましたが、とくに異常はなしとの結果でした。市販の軽い胃薬を服用しながら、仕事のために仕方なく食べている状態が続きました。半年後、もう一度同じ内科を受診したところ、うつによる食欲不振と診断され、抗うつ薬の服用を指示されました。２ヵ月後ぐらいから食事は普通に食べられるようになりました。その後、上司と相談のうえ、店長をはずしてもらって普通のスタッフとして働いていますが、仕事への意欲はあまりなく、食べ物のおいしさがわからないまま１年以上が過ぎています。

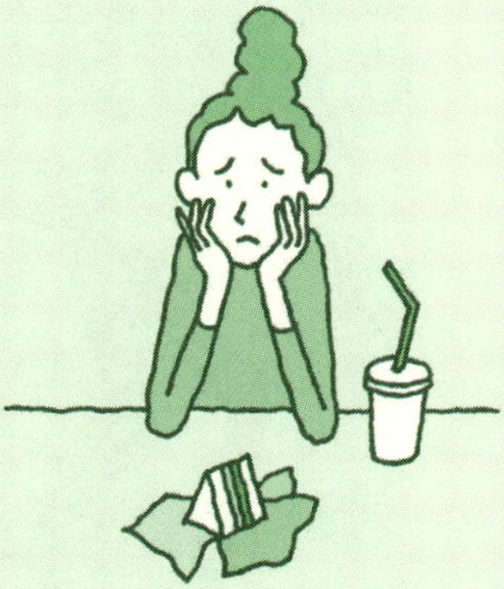

慢性疲労——大したこともしていないのに疲れる

Ｈさん（29歳、男性、販売）は、現在の住宅販売会社に就職して７年になります。就職後２年を過ぎてから、朝から疲れているような感じが出はじめ、内科でいろいろ検査を受けましたが、異常は見られませんでした。とくに午前中がひどく、ときどき会社に遅刻して、上司から注意を受けるようになりました。４年前、内科の医師から「うつを伴う慢性疲労症候群かもしれないので、神経科を受診するように」と勧められました。神経科では軽症うつ病と診断され、抗うつ薬と疲労に効く漢方薬を服用するように指示されました。３ヵ月ほどで、遅刻はしない程度まで疲労感は回復しました。しかし、服用を止めようとするとひどい疲労感が出るため、いつまでたっても薬の服用が止められない状態が続いています。

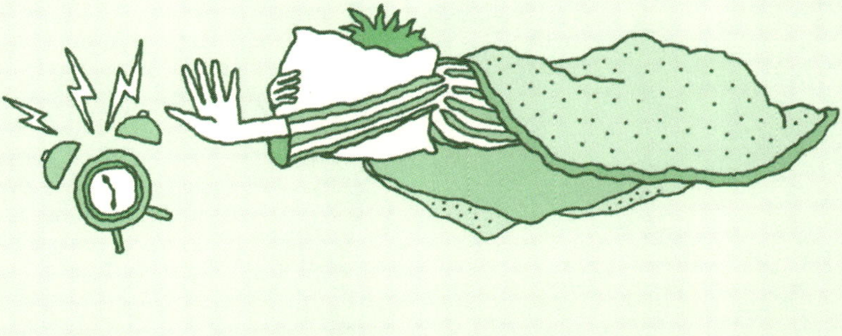

体重減少——胃腸の調子は悪くないのに体重が減る

Ｉさん（62歳、男性、会社経営）は、自動車部品を製造する小規模の会社を経営しています。７年前より部品の注文が減り経営が悪化しました。その頃から体重が減りはじめ、１年間で61kgから52kgまで９kgも減ってしまいました。もともと胃腸も丈夫で、とくに病気もなく、病院嫌いで健康診断も受けたことはありませんでした。家族の勧めで、胃腸科で胃カメラと血液検査を受けましたが、γ-ＧＴＰが少し高かっただけでその他には異常は見られませんでした。そこで、精神的なものだろうということになり、近くのメンタルクリニックへ紹介されました。うつ病の診断で抗うつ薬の服用を勧められましたが、薬嫌いで３ヵ月ぐらいはそのまま様子を見ていました。しかし、50kg以下まで体重が減ったため、仕方なく抗うつ薬をのみはじめました。体重は、53kgまで戻りましが、その後は改善がなく経過しています。

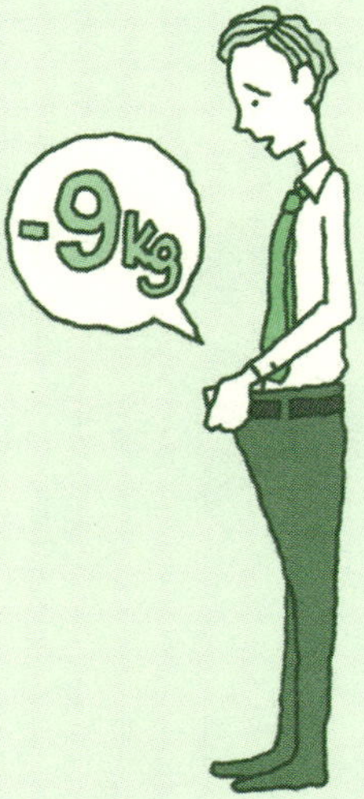

月経不順——更年期でもないのに月経が不順になった

Ｊさん（40歳、歯科助手）は、36歳までは順調に月経がありましたが、その後不順になりました。近くの産婦人科で精密検査を受けましたが、とくに異常はないので、ストレス性のものだと言われました。よく考えてみると、仲のよかった同僚の歯科助手が退職し、この頃から一番年上となって、新しく入ってきた人を含め４人の歯科助手の長となり、その面倒を一人で見るような形になり心身の疲労が増えました。取り越し苦労も多い性格のため、帰ってからもいろいろ悩み、仕事で思わぬミスをしたり、睡眠が浅い日が続くようになりました。仕事も休む日が出できたため、夫の勧めもあって、心療内科を受診し、軽いうつ病と診断されました。抗うつ薬や精神安定剤の服用によって３ヵ月で仕事はなんとかできるようになりましたが、月経不順は持続し、３年たった今も抗うつ薬を止められません。

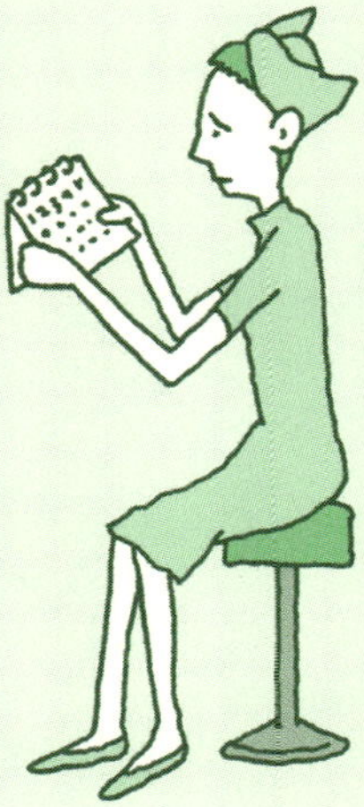

集中力の低下——やることがあっても１つのことに集中できない

Ｋ（52歳、男性、税理士）さんは、44歳で独立し、新しい事務所を開設しました。はじめは、前に勤めていた事務所からのお客さんで何とかやっていましたが、新しいお客さんがなかなか集まらず、２年たった頃からだんだん気分が落ちこむようになりました。だんだん仕事への集中力もなくなり、同じことをするのに元気だった頃の倍近く時間もかかるようになりました。あれもこれもとあせって手をつけ、結局どれも中途半端になってしまうようなことが多くなりました。家に帰ってからもぼーっとしていることがよくあり、妻が心配して一緒に神経科を受診しました。うつ病との診断で、抗うつ薬の服用を始めて半年ぐらいで、何とか普通に仕事ができるようになりました。しかし、そのまま服用の必要な状況が続きました。２、３度止めようと試みましたが、１週間ほど止めていると調子が悪くなり、４年以上服用を続けています。

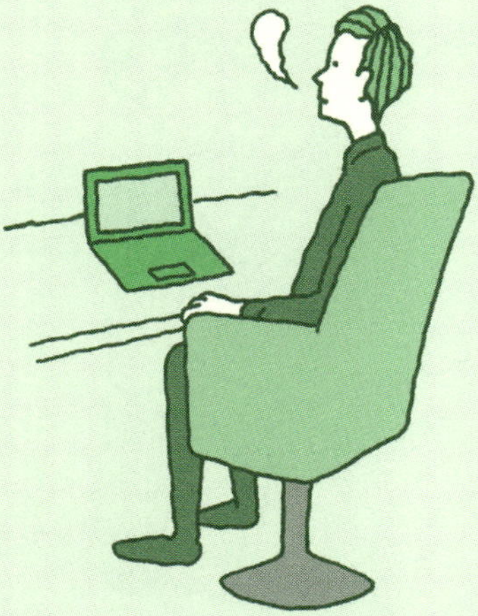

無気力――何もする気にならない

Lさん（58歳、主婦）は、５年ほど前に婦人科で更年期によるうつ状態と診断されました。それまでは、地域の婦人会の役員を積極的に引き受けたり、ボランティアで一人住まいの老人を慰問することもしていました。しかし、月経がなくなりはじめた頃から、何もする気力がなくなってきました。ほとんど一日中家で横になっていることが多く、食事や洗濯もご主人がするようになりました。このような状態のため、婦人科でホルモン治療を続けましたが、十分改善がないため、抗うつ薬も服用するようになりました。その結果、家事の半分ぐらいはできるようになりました。しかし、何をしても楽しくない状態が続き、抗うつ薬が２年以上止められません。

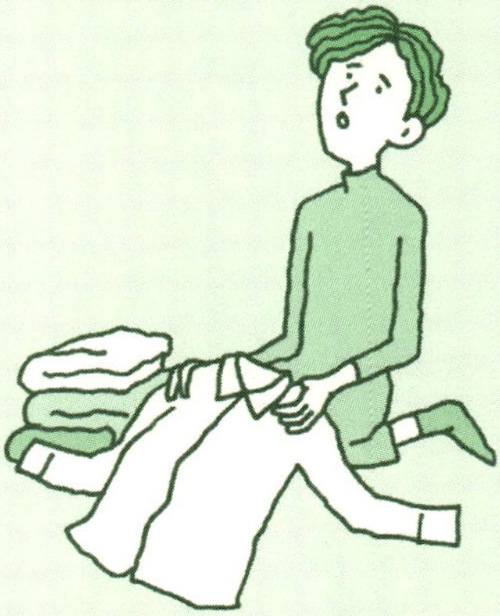

判断力の低下――簡単なことも決断できなくなった

Mさん（66歳、男、会社役員）は、7年前に会社取締役になりました。2年間ほどは、会議などでもてきぱきと適切な指示を出し、大変頼りになる上司として尊敬されていました。ところが、5年前に会社が事業で失敗し、かなりの損益を出しました。Mさんもこの事業に少しは関係していましたが、とくに責任者ではありませんでした。しかし、本来の責任者よりも責任を感じたのか、その後まったく元気がなくなり、人が変わったように会議でも適切な意見が出せなくなりました。軽症うつ病との診断で、抗うつ薬を服用して1年ぐらいで、仕事でもかなり適切な指示が出せるようになりました。しかし、その後も少しの問題が発生するたびに、落ちこみが必要以上にひどく、判断力が鈍る状態が続いています。

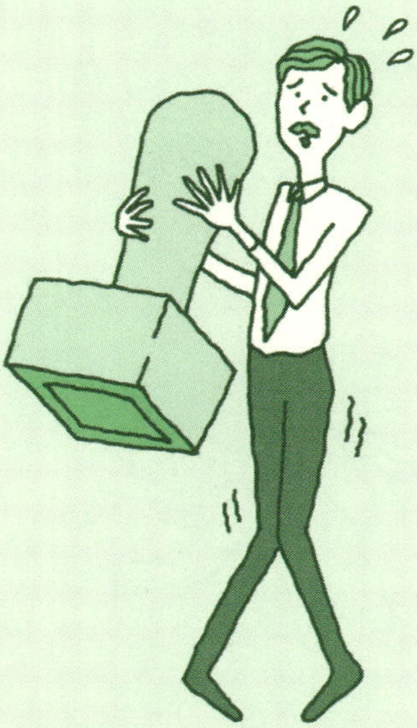

物忘れ――それほどの年齢でもないのに忘れやすくなった

Ｎさん（59歳、女、自営業）は、夫とアルバイトの店員２人とで、米の販売店を経営していましたが、４年ぐらい前から、物忘れがひどくなりました。注文の米を記録した用紙をどこに置いたかわからなくなったり、大事な鍵を車の中に忘れたりすることがく多くなりました。その頃から気分もゆううつになり、テレビでいつも見ていた連続ドラマにも興味がなくなりました。家事もおっくうになり、適当な料理しか作れなくなりました。夫が認知症（老人性痴呆）を心配して精神科に連れていきました。診察の結果、認知症ではなく、うつ病との診断を受けました。頼りにしていた一人息子が、結婚して遠くへ行ってしまったことの喪失感がきっかけになっていたようでした。抗うつ薬を服用することでかなりよくはなり、物忘れも悪いときの半分程度に減りました。しかし、服用を止めることが不安で、３年以上服用を継続しています。

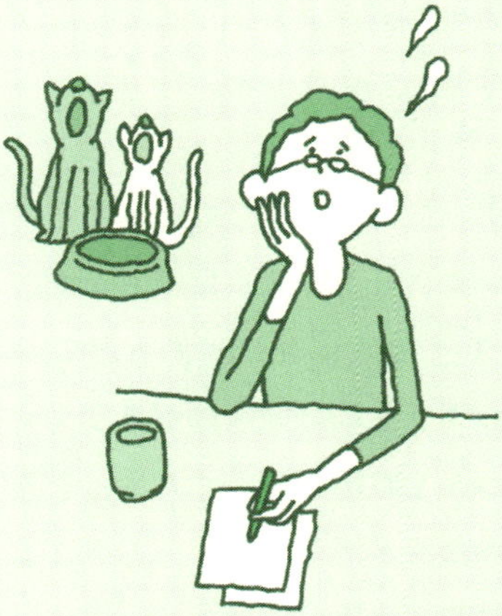

2. 森田式ダイアリーを活用するうえでのQ＆A

Q 薬はつづけてのむほうがよいのでしょうか？

A ダイアリーを開始するときは、薬は、今までどおりのんでおきます。よくなってきたときの薬の減量については、自分で勝手に行わず、主治医とよく相談して行う必要があります。

Q うつをくり返す場合は、どうすればよいのでしょうか？

A たしかにうつ病は、何度もくり返す場合がめずらしくありません。うつの反復をくり返さないためにも、このダイアリーは大変役立ちます。

ただ、ダイアリーを始める時期を考える必要があります。抗うつ薬などの薬を服用して、ある程度うつ気分が改善し、仕事や家事が7～8割はできるようになっていれば始めてください。

ただし、いつも死の願望がつきまとっているような重症の反復うつ病には、ダイアリーは適していません。

Q ダイアリーは、長引いている場合でないと適していないのでしょうか？

A 必ずしもそうとはいえません。仕事は何とかできるまでに回復していて、「死にたい、消えたい」など、死に対する願望がないような軽いうつ病の人であれば、次のような場合は適応があります。

半年ぐらい抗うつ薬を服用していてもすっきりせず、気分が重く、集中力が低下したり、食欲が落ちている、というような状態が続いているようなときは、一般的な治療と併行して、注意しながら慎重に行うことは可能です。ただ、時期的に少し早いので、実行するときは、主治医に了解を得ておくことが必要です。

Q 重症のうつ病にも使えますか？

A 本文の中にも書きましたが、治療後何年かたっていても「死にたい、消えたい」などの死の願望があり、抗うつ薬をのんでいるのに、こうした気分が続いている場合は、この治療法を始めると逆に疲れたり、悪化する場合があります。したがって、残念ながら適応は困難です。

死の願望がなくなり、症状が軽くなっても治らないときには、この治療法もためしてみてください。

Q 「うつは軽いが人格障害もある」と言われた場合、この治療はできるのでしょうか？

A 人格障害がある場合は、この治療法ではなく、カウンセリングなどの治療法のほうが適しています。

Q 神経症に軽いうつが伴っていると診断されました。この治療は適用できるでしょうか？

A 森田療法はもともと神経症の治療に考案されたものです。治療意欲があり、神経質性格に当てはまっていれば、この治療は大変適しています。自分が神経質性格かどうかは、この本の巻末に挙げてある森田療法の本を読んで参考にしてください。

Q 治らない癌や膠原病《こうげんびょう》などの病気に伴う「うつ状態」には、適応はあるのでしょうか？

A 森田療法的な行動や考え方が身につくと、「病気と共に生きる」考え方ができるようになり、うつ気分が改善されて抗うつ薬が必要でなくなることがよくあります。したがって、この治療法の適応は十分あります。

Q　西洋薬はのみたくありません。漢方薬をのみながら、このダイアリーをつけることはできますか？

A　たしかに、漢方薬にもうつ気分を改善させる作用を持つものがあります。しかし、その作用は、一般的にかなり弱いものです。したがって、特殊な場合（妊娠中や、西洋薬で肝障害や蕁麻疹《じんましん》などの耐えられない副作用が出て使えないなど）を除いて、漢方薬単独の場合には、適用は勧められません。

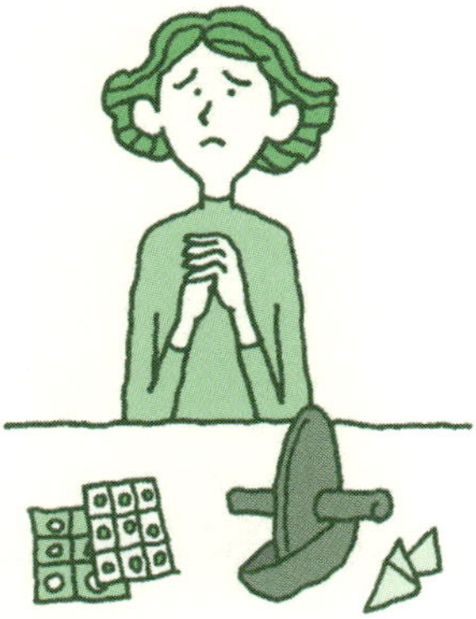

3. 薬との併用について

このダイアリーをつけはじめる頃は、ほとんどの方が、抗うつ薬などの薬を服用していることと思います。これらの薬の種類と作用について、簡単に説明しておきましょう。

抗うつ薬	三環系、四環系、SSRI、SNRI、スルピリド（ドグマチール）などがあります。	その名のとおり、ゆううつ感や無気力感の改善に役立ちます。ただ、抗うつ薬は、服用を開始して**すぐには効果はなく**、効果が出てくるまでに**1～2週間**ぐらいかかります。最近は、重大な**副作用の少ない**SSRIやSNRIがよく使われています。うつ症状が強いときは、脳内のセロトニンやノルアドレナリンが十分働いていないといわれていますが、それに対してこれらの薬が効果を発揮します。

抗不安薬	ほとんどが主にベンゾジアゼピン系化合物といわれるものからできていて、①作用の強弱、②作用時間の長短などで分類されています。	脳の視床、海馬、扁桃体などの大脳辺縁系に作用して**不安や緊張をとります**。また、自律神経にも作用して、その活動を安定化させます。うつ状態では、不安や緊張を伴うことが多いので、よく併用されます。睡眠薬も最近は、ベンゾジアゼピン系のものが主に使われています。睡眠導入用の短時間型、中間型、長時間作用型などに分かれ、不眠の状態により使い分けられています。うつでは、**不眠が合併**することが多いので、よく一緒に使われます。

これらの薬をのみながら、このダイアリーをつけていくことは、**相乗的な効果**があります。したがって、このダイアリーを始める場合に、主治医と相談せず、勝手に服薬量を減量したり、止めたりすることはしないようにしてください。

服薬量の減量については、この本の中に登場するＡ夫さんやＢ子さんのように主治医とよく相談して、あまり急がず徐々に減量していきます。そして、最終的には、薬をのまずにコントロールできるようにしましょう。

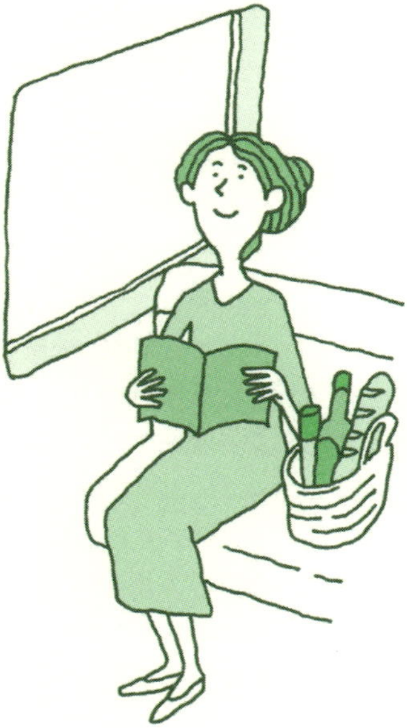

参考となる森田療法に関する著書

森田正馬自身の著書はたくさんあります。大正時代に書かれたもので、現代語に改訂されてはいるものの少し読みづらく、入門書としては難しいかもしれません。したがって、ここでは代表作にとどめ、比較的わかりやすい最近の森田療法に関する本を主に紹介します。

- 森田正馬著『新版　神経質の本態と療法』（白揚社　2004年）
- 岩井寛著『森田療法』（講談社新書、講談社、1986年）
- 樋口正元著『神経症を治す　薬物療法から森田療法までＱ＆Ａ』（保健同人社、1995年）
- 林吉夫著『ストレス病は怖くない』（風媒社、2003年）
- 北西憲二編：こころの科学（89）：「現代人の悩みと森田療法」（日本評論社、2000年）
- 長谷川洋三著『森田式精神健康法』（知的生き方文庫、三笠書房、2005年）
- 大原健士郎著『森田式健康法ノート　心が強くなるクスリ』（三笠書房、2002年）
- 渡辺利夫著『神経症の時代――わが内なる森田正馬』（ＴＢＳブリタニカ、1996年）

おわりに

このダイアリーを書き終えてみて、どんな感想をお持ちでしょう。あまり気分に左右されずに自由に動いている自分を感じているのではないでしょうか。

私の師である森田療法家は、よく擬態語を使って指導していました。「すっと動く」「ふと手を出す」「さっと始める」など。こうしたこだわりのない純粋無垢な態度がとれるようになると、そこには、「うつ気分のある、なし」「不安のある、なし」を問題としない世界が広がります。

このダイアリーを終了した方は、きっとこんな世界を体験し、ひとまわり成長できているのではないかと筆者は考えています。

林吉夫（はやし　よしお）

昭和24年（1949）愛知県生まれ。同志社大学心理学専攻及び聖マリアンナ医科大学卒業。九州大学で医学博士取得。心身医学専攻。九州大学心療内科、三菱名古屋病院健康管理科医長などを経て、昭和63年から林内科クリニック院長。日本心身医学会評議員・認定医、日本心療内科学会評議員・登録医、森田療法学会認定医。著書に『ストレス病は怖くない』（風媒社）などがある。

うつが晴《は》れるダイアリー
長引《ながび》く軽《かる》い「うつ」に森田療法《もりたりょうほう》を活かす

2008年6月20日第1版第1刷　発行

著　者……………………………………
林　吉夫
発行者……………………………………
矢部敬一
発行所……………………………………
株式会社 創元社
http://www.sogensha.co.jp/
本社　〒541-0047 大阪市中央区淡路町4-3-6
Tel.06-6231-9010　Fax.06-6233-3111
東京支店　〒162-0825 東京都新宿区神楽坂4-3 煉瓦塔ビル
Tel.03-3269-1051
印刷所……………………………………
株式会社 太洋社

ISBN978-4-422-11408-8